大数据DRG助力医院精准管理

袁向东　主编

SPM 南方出版传媒
广东科技出版社｜全国优秀出版社
·广州·

图书在版编目（CIP）数据

大数据DRG助力医院精准管理 / 袁向东主编. —广州：广东科技出版社，2021.3
ISBN 978-7-5359-7603-1

Ⅰ. ①大… Ⅱ. ①袁… Ⅲ. ①数据处理—应用—医院—管理—研究—中国 Ⅳ. ①R197.32-39

中国版本图书馆CIP数据核字（2020）第224290号

大数据DRG助力医院精准管理
Dashuju DRG Zhuli Yiyuan Jingzhun Guanli

出 版 人：朱文清
策划编辑：林 旸
责任编辑：刘锦业 杜怡枫
装帧设计：友间设计
责任校对：李云柯
责任印制：彭海波
出版发行：广东科技出版社
（广州市环市东路水荫路11号 邮政编码：510075）
销售热线：020-37592148 / 37607413
http：//www.gdstp.com.cn
E-mail：gdkjcbszhb@nfcb.com.cn
经 销：广东新华发行集团股份有限公司
印 刷：广州市东盛彩印有限公司
（广州市增城区新塘镇太平洋工业区113号厂房A2一楼C区）
规 格：889mm × 1 194mm 1/32 印张6.75 字数135千
版 次：2021年3月第1版
2021年3月第1次印刷
定 价：39.80元

编委会

主　编： 袁向东

副主编： 旋妮玲

编　委： 杨　坚　李　璇　陈志添　赵淑媛　文政伟　吴　粤　张杰琼　邱雨涛　王逸纯　刘思琦　赵　宇　韩　芳　陈志红

前言

疾病诊断相关组（diagnosis related groups，DRG）是用于衡量医疗服务质量效率以及进行医保支付的一个重要工具。我国北京市自20世纪80年代开始组织研究DRG，首次开发出本国的DRG分组器，2008年，DRG开始用于医院管理，2015年开始逐步向全国推广，全国进入DRG时代，DRG大范围应用于医院管理和医保支付。2019年，国家医疗保障疾病诊断相关分组（CHS-DRG）的出台是国内首次在国家层面实现国内各类DRG标准的统一，DRG预付费的医保支付模式势在必行。

近年来DRG改革在国内如火如荼地开展，DRG所能发挥的作用越来越大，应用范围越来越广。在各项医疗政策的实施，医院精细化管理中均可见DRG从中发挥积极作用。对于医院管理而言，DRG通过风险调整，实现病例之间的可比性，把医院管理向前推进了一大步，为医院实施精细化管理提供了基础，同时也为DRG医保支付打下了基础。

本书通过讲述某大型公立医院应用DRG管理的经验，将近五年来DRG应用于该医院管理的案例在行业内进行分享，作抛砖引玉之举，希望能够给各位同道起到一定的启发，携手共进，共同促进医院管理水平提升，切实解决医院管理中存在的难题，从而更好地为患者服务，完成政府赋予的任务。由于DRG在医院管理中的应用仍在不断地发展和完善中，本书如有不完善之处，欢迎各位同道批评指正。谢谢!

本书编委会

目录

Contents

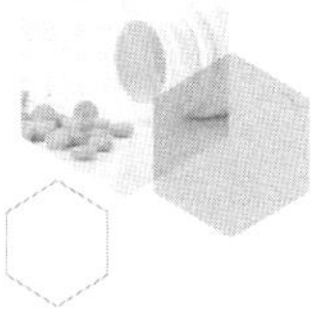

第一章 DRG 在国内外的发展与应用

第二章 住院病案首页准确填报与 DRG

第三章 DRG 省级平台数据集成

第四章 DRG 在医疗技术能力中的应用

第五章 DRG 在医疗效率维度中的应用

第六章 DRG 在医疗质量安全中的应用

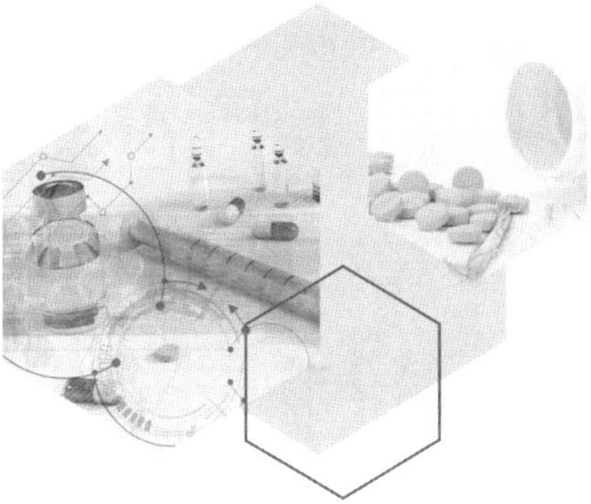

第一章

DRG在国内外的发展与应用

第一节 DRG概念与内涵

疾病诊断相关组（diagnosis related groups，DRG）是用于衡量医疗服务质量效率以及进行医保支付的一个重要工具。DRG实质上是一种病例组合分类方案，即根据年龄、疾病诊断、合并症、并发症、治疗方式、病症严重程度及转归和资源消耗等因素，将患者分入若干诊断组进行管理的体系。疾病诊断相关组–预付费（DRG–PPS）是对各疾病诊断相关组制定支付标准，预付医疗费用的付费方式。在DRG 付费方式下，依诊断的不同、治疗手段的不同和病人特征的不同，每个病例会对应进入不同的诊断相关组。在此基础上，保险机构不再是按照病人在院的实际费用（即按服务项目）支付给医疗机构，而是按照病例所进入的诊断相关组的付费标准进行支付。

DRG是一种病人分类的方案，作为一种病例组合方法，其核心思想是将具有某一方面相同特征的病例归为一组，基础是病人的诊断，手段是将医疗结构因素、结果因素和医疗资源消耗联系起来。

DRG 以划分医疗服务产出为目标（同组病例医疗服务产出的期望相同），其本质上是一套“管理工具”，只有那些诊断和治疗方式对病例的资源消耗和治疗结果影响显著的病例，才适合使用DRG 作为风险调整工具。

DRG作为工具不适用于以下情况的病历评价，在做各项评价中应作“除外”处理：①门诊病例；②康复病例；③需要长期住院的病例；④某些诊断相同，治疗方式相同，但资源消耗和治疗结果差异巨大病例（如精神类疾病）。

但是DRG作为一种工具也具有许多优势：同质化的支付体系、支付标准、评价体系、分组标准可使得医院注重管理病人的诊疗过程，促进疾病的规范化诊疗，进而促使医疗质量提升，提高诊疗效率，控制医疗费用，实现医疗服务标准化和政府医保经费的科学管理。

目前DRG在医疗保险支付、医疗服务评价、医院管理工具等方面得到了广泛应用。除了在大家熟知的医保支付层面，医疗服务评价和医院管理内部评价也是DRG研究的热点之一，国内外在系统和医院层面通过利用DRG工具在绩效评价、平均住院日、医疗服务效率、医疗质量管理、医疗安全、成本核算、财务预算管理、药品耗材管控等方面均进行了有益的探索，创造性地将DRG数量、病例组合指数（case-mix index，CMI）、总权重数、费用消耗指数、时间消耗指数、低风险病历死亡数、高风险病历死亡数等指标用到医疗系统、医院评价管理各方面。

因而，DRG作为一套管理工具，我们可以结合国情、省情、院情，在DRG的内涵建设与应用层面做出适合自身的探索与实践，将DRG应用到更多非医保支付层面。

第二节
DRG在国外的发展与应用

1965年起，美国开始提供老年医疗保险基金（medicare）和医疗救助基金（medicaid），政府医疗保险机构采取实报实销的方式向医疗机构支付费用。实施后的15年内，美国的卫生总支出由139亿美元增至996亿美元，增幅超过600%，医疗卫生经费占GDP的比例也从2%增长到3.8%，按照这种发展势头进行测算，老年医保基金预计在1998年全部耗尽。为了遏制医疗费用的不合理增长，引导医院提供合理有效的医疗服务，减少医疗资源浪费和过度使用，医疗管理者开始探索一种新型的支付方式。

DRG的研究从20世纪60年代末就开始了，当时美国耶鲁大学的学者致力于建立一个可以监测医疗机构的医疗资源使用和医疗质量的病例分组结构，用于分析医疗结果，尚未应用于医保支付领域。1976年，全球首个DRG问世，耶鲁大学经过近10年的研究，首次根据解剖学、病理生理特点和临床特点，将新泽西州、康涅狄格州和宾夕法尼亚州的近70万份出院病例划分为83个主要诊断类目，再按第一诊断、第二诊断、主要手术操作、年龄等变数进行进一步划分. 每组DRG的病例有相同的临床特点及住院天数。

1981年产生了第二代DRG。按地理未知、规模、功能定位等维度，从300多所医院中抽样40万份病例，以住院天数为重要依据将其划分为467个DRG组。第二代DRG导入了依据疾病诊断与收费标准的支付方式，采用了ICD-9-CM（国际疾病分类临床修订本）分类编码，在第一代DRG基础上增加了入院方式、疾病转归等相关信息，故同一DRG组内的病例具有相同的临床特点、住院天数及资源消耗。自此，DRG作为美国老年医疗保险对医疗机构进行费用补偿的预付制依据，称为DRG-PPS，以克服传统的按项目、按床日及按人次付费的弊端。

1983年10月1日起，DRG-PPS被美国国家卫生财政管理局（HCFA）正式作为预付款制度的基础依据。随后，DRG陆续传播至欧洲、大洋洲、亚洲等国家和地区，应用于医保支付制度改革和医院管理领域。DRG在应用中不可避免存在一定技术或内涵上的错误和疏漏，HCFA与国际卫生系统合作协议，规定每年对正在实施的DRG进行修订。

一、DRG在国外的发展历程

DRG从20世纪80年代中期开始在世界范围内广泛传播，除了美国不断发展和衍生所产生的CMS-DRG、AP-DRG、APR-DRG，各国引进的过程中，也产生了多个版本的DRG，例如澳大利亚的AR-DRG、德国的G-DRG、芬兰等北欧国家使用的Nord DRG、英国的HRG、法国的GHM等，其发展族谱详见图1-1和图1-2。

DRG的发展概括起来经历了6个阶段：

第一代：Medicare-DRG。前文提到，第一代DRG由耶鲁大学的学者于1976年公布，通过总结三个州的70万份出院病历，根据解剖学、病理生理特点和临床表现分成83个主要诊断类目，进

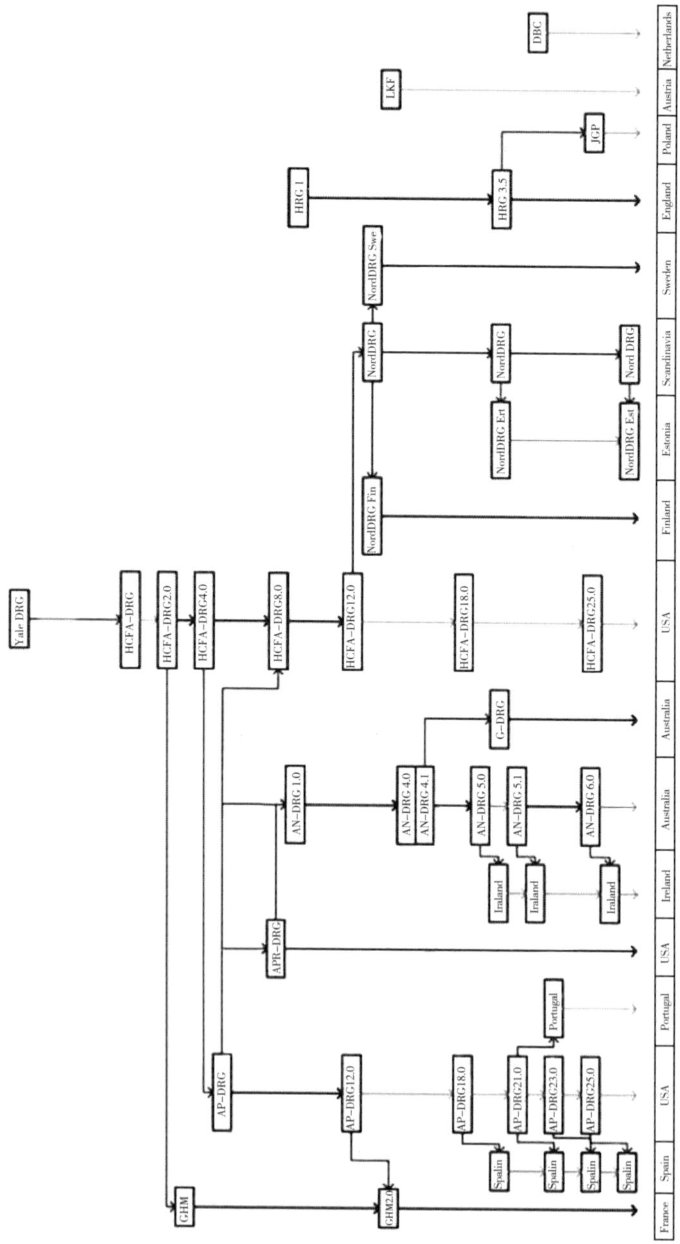

图 1-1　全球 DRG 族谱（详细版）

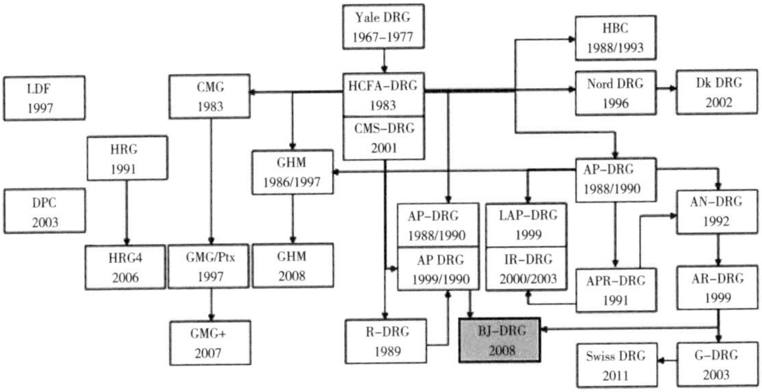

图 1–2 全球 DRG 族谱（简化版）

一步按第一诊断、第二诊断（CCs）、主要手术操作、年龄等因素划分，得到492个单病种。

第二代：Refined–DRG。20世纪70年代末，HCFA与耶鲁大学卫生系统管理组织合作，将Yale–DRG应用于新泽西州的支付制度改革试点，随后进行了改版。此次改版的特别之处是把临床医生纳入了团队，设置DRG分组时将临床医生的意见作为重要的参考依据，因而大大提升了“临床可接受性”。1983年，美国国会立法，将改版后的DRG正式确立为新的医疗保险付费制度。

第三代：All–Patient–DRG。1987年，纽约州卫生部与3M卫生信息系统合作，对DRG既往实施过程中暴露出的技术上的问题和漏洞进行了分析并进行修改完善，使得DRG系统的稳定性和全面性更进一步，在前一版的基础上综合考虑主要诊断、附加诊断、主要手术操作、主要并发症和合并症、年龄、新生儿体重、昏迷时间、是否死亡等8个因素，共制定了641个DRG组。

第四代：Severity–DRG。1993年，HCFA重点对第三代DRG

的并发症和合并症目录进行补充调整，排除了与妊娠、新生儿、小儿有关的DRG。本次更新后总计652个病种分组。

第五代：All-Patient Refined-DRG。以第三代DRG为基础，将新生儿排除，增加了疾病严重程度、患者死亡危险程度。

第六代：International. L-Refined DRG。各国在分别实施DRG时存在以下矛盾：各个国家都应当有适合国情的独特的DRG，国家或地区之间无法对DRG进行横向比较，缺乏一个通用的疾病分类系统。针对以上问题，3M公司开发出一个新的国际化单病种分组系统，即第六代DRG。各国可在实际操作中使用各自的诊断和操作代码，通过疾病严重程度调节系统，对各国的诊断代码进行调整，以适应每个病例的疾病特点和经济承受能力。这就需要一个准确且符合临床要求的系统整合患者诊疗过程，从而适应患者的卫生资源消耗要求（ICD-10、ICD-9-CM-3）。国际化单病种分组系统建立在第三代和第五代DRG的基础上，不仅应用于老年医疗保险支付，而且可作为费用支出的评估系统。它包含330个基本DRG分组，每个基础分组分为三个严重程度，附加两个误差性国际单病种分组，共计992个DRG组。

从DRG的产生和发展历程来看，最初的疾病诊断相关分组系统是一个将医院特定病种与其所消耗医疗资源和费用进行匹配的付费方式，是用于根据病情相似程度和医疗费用将住院患者进行划分的系统。自DRG-PPS（预付款制度）的实施以来，该系统在科学公平地配置和管理卫生资源方面起到了良好的效果，逐渐作为医疗卫生支出的重要依据和医疗管理的有效工具为多个国家所借鉴。

二、DRG在国外的应用

截至2018年，世界上应用DRG的国家已超过30个。按照应用成熟度依次分为成熟阶段、发展阶段、萌芽阶段、朦胧阶段，如表1-1所示。

表1-1 DRG应用成熟度划分

DRG应用成熟度	主要代表国家或地区
成熟阶段	美国、德国、澳大利亚、新加坡、新西兰、比利时、波多黎各
发展阶段	英国、法国、葡萄牙、意大利、西班牙、瑞士、加拿大
萌芽阶段	中国台湾、马来西亚、荷兰、墨西哥、哥伦比亚、哥斯达黎加、巴西、智利、阿联酋、沙特阿拉伯
朦胧阶段	中国内地、中国香港、日本、捷克、印度尼西亚、阿根廷、乌拉圭

不同国家和地区的DRG各有差异，总体而言，可归结为三大类：一是大多数国家所采用的DRG，以诊断结果为分类依据；二是英国和波兰所采用的以操作为第一原则，诊断为第二原则，例如英国的HRG和波兰的JPG；三是以卫生保健和操作、诊断三者结合为原则，例如荷兰的DBC方式。不过，DRG的分组过程基本遵循三个步骤：第一步，将病例按照解剖系统分为“疾病大类（MDC）”，使用主要诊断编码；第二步，从MDC细分为基础DRG（ADRG），同时使用主要诊断编码和主要操作编码；第三

步，从ADRG再次细分为DRG，加入其他诊断和操作，以及反映病例个体特征的其他变量。不同版本DRG的区别，主要体现在分组设计的细节问题和编码系统的使用上面。

DRG的开发和应用，给各个国家和地区的医疗机构和监管部门带来了很多机遇，同时也有很多挑战，例如在DRG成本核算、分组规则等方面，不同国家做出了不同探索和实践，但直到目前，世界仍未有统一标准的DRG成本核算及分组规则，各个国家根据自己的实际情况对相应的DRG规则进行了改良，而建立符合本国实际的科学的DRG成本核算、分组规则等应用体系仍有待未来临床实践的进一步优化。1979年，美国最先基于成本数据对DRG成本标准进行测算，将医院基准成本中的医院总成本通过直接医疗成本和其他成本加总。其中直接医疗成本包括护理成本、辅助诊疗成本和医师服务成本，护理成本采用均数法，将各DRG组的总护理成本除以总住院日数，辅助医疗成本的核算类似于护理成本，医疗服务成本等于病例部门成本与医师成本乘积然后除以总成本。其他成本由间接医疗成本、资产相关成本等构成，采用分配率法。1986年，美国John Wiley等人提出了DRG权重和病例组合指数概念，其中DRG权重代表一个DRG组的特征，病例组合指数代表一个医疗服务提供单位治疗病例的总体特征，同时初步制定了两者的计算模型。2001年，美国医疗保险医疗补助服务中心（Centers for Medicare and Medicaid Services，CMS）公布了DRG成本核算模型，该模型中的主要参数包括历史成本数据为基础的DRG权重和费率，该中心成为美国DRG相关规则调整的领航机构。澳大利亚于1991年成立的病例组合临床委员会和德国于

2000年成立的“医院赔付系统研究中心”也是国外典型的代表国家意志的DRG相关规则制定和调整机构，这类机构通过设计DRG成本标准、DRG成本核算模型、模型关键参数（包括DRG权重、平均住院日和基础付费标准）对各自国家的DRG实践和应用产生了巨大影响。一般情况下，国外不同国家DRG会依据疾病诊断、病情的严重程度、治疗方法、医院及地区差异等多因素来确定分组权重和相关标准。

作为公认的最科学的医疗费用支付方式和先进的精细化医院管理工具，DRG产生了很多积极的影响，如医疗行为透明度得到了提升、医院管理更高效、缩短了平均住院日、推动了医院成本管控等，但应用过程中也凸显了很多问题，包括在有些方面存在过度管理现象，降低成本的目标没有完全达到，诱发医疗服务提供方的机会主义行为等。

接下来，本文将以美国、澳大利亚、德国、英国和日本为例，具体介绍DRG在不同国家和地区的应用情况，以便我们有层次地了解DRG在不同发展阶段的应用范围及问题。

（一）美国：DRG的开拓者

20世纪60年代，美国首次提出病例组合，用于临床病例分类和医疗效果分析。老年医疗保险基金建立之初，采用的是按服务项目付费的事后补偿方式，但是这种补偿方式带来了老年医疗保险基金支出的连年急剧上涨，老年医疗保险基金开始出现偿付危机。在这种情况下，美国政府开始实施基于DRG的预付费制度（DRG-PPS），以向医疗服务“产品”付费的预付制变为向医疗服务项目付费的后付制，对同一诊断组中的每个住院病例按固定偿付额（flat rate）支付，由CMS负责实施。由此，美国成为世界上第一个实行DRG付费制度的国家。1983年，国会通过立法确定medicare参考新泽西州的DRG制度，正式采用DRG作为住院费用的支付制度。1984年，美国第一版DRG包含23个主要诊断分类（major diagnosis categories，MDC），470个DRG组用于急诊救治中心的医疗费用偿付。1990年以后，实行适合所有年龄患者的AP-DRG版本，包含607个DRG组。2008年CMS对DRG付费制度做了重要的修订，将疾病的严重程度纳入DRG分组与定价中，使DRG分组的数量成倍增长。到2011年，美国已达到700多个DRG分组，进一步完善了病例组合管理。2016年，以ICD-10为编码基础的第34版从MS-DRG（medicare severity diagnosis related groups）和第34版APR-DRG（all patient refined diagnosis related groups）也正式启用。2017年，美国DRG包含25个MDC，757个DRG组。

在1984年改革初期，美国为了给医院留出调整和适应的时间，减小改革阻力，在1984—1987年，美国DRG付费制度采用按医院财政年度逐步引入的方式来实现付费方式的转变。1984年，DRG组合费率采用75%个体医院成本+25%区域DRG费率；1985年，DRG组合费率采用50%个体医院成本+37.5%区域DRG费率+12.5%国家DRG费率，1986年，DRG组合权重采用25%个体医院成本+37.5%区域DRG费率+37.5%国家DRG费率；1987年，DRG组合权重实现100%国家费率。在以上时期内，出于对医疗成本不合理剧增的控制，DRG完成了升级优化，应用于医疗诊断和费用结算标准的分析。美国社会保障法要求医疗照护与医疗救助服务中心每年对DRG的分组及相对权重进行更新，并于1986年成立专门的预付制评估委员会，基于通货膨胀以及医院生产效率、医学技术、治疗方式等其他因素的变化对医院资源消耗可能带来的影响进行评估。

在发展初期，DRG存在一些质疑，经过不断的探索和完善，时至今日，DRG作为一种医疗费用支付系统在美国已被广泛接受。DRG-PPS作为一种预付制付费方式，自20世纪80年代以来一直沿用至今。一开始，DRG-PPS仅用于老年医疗保险基金的费用支付，试用3年后，1984—1987年人均支出平均增长降低为6.6%（1980—1983年为15.5%），平均住院日也由1983年的10.2天缩短为1987年的8.9天。DRG-PPS的成效显著，使得预付费和打包付费的结算理念逐渐应用到医疗卫生服务的其他领域。例如，从1997年起，美国的康复住院、资深护理、家庭保健等服务项目开始采用预付费和打包付费的方式，DRG付费方式逐渐扩展到门诊服务（1999年）、长期住院服务（2002年）、精神疾病住院服务（2005年）、终末期肾病诊疗服务（2011年）等。

DRG的应用和推广对医疗卫生行业无疑产生了不容忽视的影响。从微观方面，DRG付费与收治病组相关，而与诊疗项目多少、住院时间长短不直接挂钩，为了控制成本、获得更多盈余，医疗机构从传统的住院治疗转向门诊护理、日间手术。据统计，DRG应用后，美国住院费用的增幅较其他卫生保健费用更为缓慢，手术的增长率也日益降低，表明美国已将部分传统的需要住院手术治疗的病例转移到门诊、家庭医生或其他康复护理机构进行诊疗和保健。降低成本的同时，为确保医疗质量和安全，DRG

的各项指标也嵌入医疗机构内部的管理系统，用于日常的医疗质量分析和评估。从宏观方面，DRG不仅在政府的医疗保险中被用作支付系统的一部分，而且还用于商业保险和医疗补助，被保险公司、公立医院与私人诊所广泛使用。

DRG在美国40余年的实践经验印证了该系统的多方面益处：①在一定程度上控制了医疗费用的不合理增长；②加强医院管理力度，提供量化、精细化的医疗质量和财务管理指标；③提高医院工作效率，降低平均住院日，加快病床周转效率；④促进医疗行业疾病诊疗标准的形成。

（二）澳大利亚：最多版本的DRG

1984年2月，澳大利亚开始实施“国家医疗照顾制”的全民医疗保险，国民均可以免费享受公立医院医疗服务，公立医院的收入则大部分依赖于财政补偿。为了缓解卫生财政支出的压力，澳大利亚于1988年从美国引入DRG，用于医院内部评估和外部对比。

20世纪80年代末至90年代初，澳大利亚联邦政府共投资了2 930万澳元用于研究和开发适用于本国的疾病诊断相关分组。1991年，澳大利亚病例组合临床委员会（ACCC）成立，临床医生也参与其中；1992年颁布首个DRG，即包含527个DRG的AN-DRG 1.0版，与此同时开始实行DRG-PPS的医院付费方式；1993年推出具有530个病组的AN-DRG 2.0版；1995年AN-DRG 3.0版又增加为667个病组。1998年，AN-DRG在原来的基础上根据ICD-10-AM的疾病统计分类法作了大幅修订，成为改良版的AR-DRG，并从2000年开始每两年修订一次，使用至今。截至今日，澳大利亚已有超过10个版本的DRG，堪称全球之最。

临床医生在DRG研究和开发阶段的参与是澳大利亚DRG得以成功推广的重要因素。DRG的应用为医疗服务的投入和产出提供了量化的评价指标，使得卫生行政部门和保险公司能更好地监管医疗行为和预测控制费用支出。DRG-PPS将传统的实报实销后付制（回顾性付费）转变成按病组支付标准的预付款制度（前瞻性付费，定额或包干），医院的收入仅与收治病组挂钩，而与实际的服务成本无关，这就倒逼医院必需探索将成本控制在DRG-PPS支付标准以下的运营模式，从而提升医院的效率和总体管理水平。

澳大利亚DRG的层级结构决定了每一个单独病例的疾病诊断相关分组。其主要按照以下规则分配：①人口和临床的编辑。DRG对象既运用“人口”又使用“临床”编辑来检验分组信息的有效性。如果遇到无效信息，人口和临床的编辑将生成“警告”标志。②主要诊断类别的分配。主要诊断类别是在原则诊断的基础上完成，也有例外的情况。一个病例事件在前置主要诊断类别过程中或许被分配到不同的主要诊断类别。③前置主要诊断类别的过程。这个过程有两个作用。首先，它确定了8个高成本的DRG。其次，当其他特定数据存在，主要诊断类别在诊断原则下无法确定专一性时，它会改变主要诊断类别的分配。④相邻DRG的分配：该分区有内科、外科和其他。临床事件分配到相邻的DRG，主要以诊断和事件过程的代码为基础。⑤并发症和合并症水平（CCL）患者的临床症状和复杂程度（PCLL）分配。每一个诊断被分配一个CCL值，然后每一个单独病例会被分配一个PCCL值来衡量并发症和合并症的累积效应。⑥DRG的分配。相邻的DRG有不同的资源消耗水平，并在PCCL、年龄、恶性肿瘤、相同住院天数、心理健康状况和分类模式的基础上的分类。⑦DRG的数字结构。每一个DRG有4个字母数字的特征。第1个字符代表主要诊断类别（MDC），例如A=Pre-MDC，B=神经系统疾病和紊乱，C=眼部疾病和紊乱等。第2、第3、第4个字符共同识别是否为相邻的DRG以及各种所属的分区。

DRG的应用也存在一些消极影响。例如虽然缩短了平均住院日，但有些患者被“加速出院”后不得不在门诊接受治疗，从而增加了门诊费用；过度编码问题时有发生，即按支付标准更高的病组下诊断，以获取更多的补偿；推诿重病患者，取消一些成本率高的诊疗或检查项目；过于重视疾病治疗而忽略了健康指导和疾病预防；依赖性强的患者健康服务的公平性受到威胁等。同时，DRG在慢性病和精神病方面的运用受到比较大的限制，但这两类患者的数量逐年增长，需探索有效合理的付费方式。

（三）德国：医药分开的G-DRG

医院补偿体系研究所（Institute for the Payment System in Hospitals，InEK）是德国专门研究DRG的机构，DRG在德国从1984年开始研究到2003年逐步试点推广，经过了20多年的理论与实践探索。InEK由法定医疗保险协会、商业医疗保险协会和医院协会组成，基于德国国情每年定期更新完善DRG协议、DRG支付目录、疾病分组规则、编码规则、新技术应用支付方案、确定DRG的费用支出权重等，德国研究和应用DRG的历程也反映出他们严谨、细致的作风。

德国医疗机构的收入构成主要由两方面组成：政府提供的各类基础设施建设财政资金、保险机构支付的患者医疗服务费用。2000年以前，保险机构对医院的补偿主要采取按人头付费的方式，即每天的住院患者数量决定了医院的收入。这种付费方式诱导医院蓄意延长住院天数，并且对部分本可在门诊就诊的患者进行住院治疗，从而导致卫生总费用逐年剧增。2002年，德国卫生总费用达到GDP的11%，对德国的支付体系造成了难以承受的负担，无法持续性地满足医疗服务的需求。为解决这一瓶颈，在进行广泛深入研究后，德国开发研究出G-DRG系统，主要借鉴了澳大利亚的AR-DRG。G-DRG的开发过程大致分为以下几个阶段：

1. 2000—2002年，统计115 家医院、48 万病例的数据并完成测算工作，开发了适用于德国的计算DRG相对权重的成本核算制度。

2. 2003年首次推出G-DRG系统并在 750 家医院进行总额预算的付费政策试点，结果显示：750 家医院的医疗费用降低35%，平均住院日缩短30%。

3. 2004年，强制性地在全国范围内全面推广DRG，强制引入G-DRG系统进行付费。

4. 2005年起，在医院实施基于DRG定价的预算计划，并开始将医院基于G-DRG付费的质量评估报告进行公布。

5. 2007年，实现了所有医院统一实施G-DRG的付费方式。

6. 从 2009 年开始，州政府可以将投资成本计入DRG成本核算中，但是具体方法有待研究。

7. 2010年德国实现内部各州范围内基础费率的统一，但是不同州之间的差别仍然很大。

目前G-DRG共有900多种病例数，每一种病例分成若干等级，都对应了明确的付费标准。德国实行的是医药分开的体制，医院的收入与药品无关，因此付费标准不包含药品费用。为防止出现患者提前出院或分段住院的行为，G-DRG系统还规定了出院患者一个月内重返入院情况的认定及处理办法：因同一DRG病组、同一主要诊断或并发症（不可避免的并发症除外）在一个月内重返同一家医院入院的，或者因同一DRG到不同医院住院的，均归入上次住院DRG计费。住院患者绝大多数都实行按病种付费制度，除工伤、职业病、护理、精神病和心理病等特殊病种仍实行按床日或按项目等其他付费方式。

从G-DRG的实施经验来看，这种付费方式对缩短患者平均住院日和抑制医疗费用快速增长均起到了积极的促进作用。借助统一的信息系统对医疗机构、医疗保险机构进行标准化管理，有利于促进临床科室之间及临床与监管部门的交流、反馈和持续改进，在一定程度上提高了医疗质量；同时，激励医院为获得最理想的付费而主动降低成本，促使其在药品、耗材和设备等采购管理和医疗资源的使用过程中更注重成本核算。

德国应用DRG的经验也存在一些不足和漏洞，例如按DRG付费可能引导医院推诿“不划算”的患者，影响疑难重症的医疗质量；DRG在提升效率和管理水平方面存在一定局限性，对于外科的影响比内科显著，对于住院患者适用而难以在门诊推广；由于DRG的专业性较强且与医院的收入直接挂钩，需要安排专门的人员进行编码、校对和监管，增加了人力成本和培训投入。另外，DRG版本的更新时效性较差，不利于鼓励高精尖技术的创新和推广。

（四）英国：住院及门急诊通用的HRG

英国对于DRG的研究工作稍晚于澳大利亚和德国，大致是从1986年开始的。基于美国DRG-PPS的经验，英国结合国情和实际要求，创造了卫生保健资源分类法（health-care resource groups，HRG），截至目前已更新了4个版本。

英国从2003年开始采用新的付费方式——基于医疗资源组的按结果付费（HRG-PbR），这是一种与DRG-PPS相类似的付费方式，除了住院病例，也涵盖了门急诊患者。首先根据 ICD-10和第4版外科手术操作分类（OPCS-4）对病例进行疾病和操作编码，形成临床服务编码。然后基于资源消耗相近原则将数量庞大的临床服务编码整合成医疗资源组，即HRG，每个HRG参考全国医院的平均费用制定统一的付费标准；同时，同一HRG的付费标准根据服务是否在有计划、有准备、有选择的情况下提供，进一步划分为可选择性服务价格和非选择性服务价格（如急诊），非选择性服务价格高于选择性服务价格。在HRG基础上，根据门诊医师的执业注册类别对门诊患者进一步划分成不同的专科服务单元（treatment function codes，TFC），TFC的价格则有首诊价格和复诊价格之分，首诊价格高于复诊价格。在实际操作中，实际支付费用受到一些特殊因素的制约，如住院天数明显偏高或偏低、接受特殊服务项目等；同时还引入市场因子变量（market forcesfactors，MFF），结合市场因素导致的不同地区服务成本的差异进行综合评估。

2017年的HRG共包含了1 366种HRG和56种TFC的价格标准。十几年的实践经验表明，HRG制度对英国医疗费用的控制取得了良好的效果，医院补偿占卫生总费用比重从1999年的58.0%下降至2015年的41.8%；医院整体服务效率有所改善，平均住院日从2003年的7.3天缩短至6.0天左右。

（五）日本：基于平均住院日的DRG

日本于1987年6月在厚生劳动省《国民医疗综合对策本部中间报告》中，提出了进一步加强医疗卫生费用合理化对策的医疗体系改革方案。20世纪80年代，日本学者对多个国家的DRG-PPS 进行深入研究后，认为日本的医疗体系并不适合DRG全面推广。但在研究DRG的基础上，结合本国医疗体制特点和保险制度，制定了诊断程序分组/按日付费系统（DPC/PDPS），并发布了《不同疾病类别的平均住院天数制度》来详细说明该付费制度的操作方法。

DPC/PDPS是一种独具特色的预付费制，于1990年开始试运行，2003年全面推广至各综合性医院。与其他国家的DRG相比，DPC/PDPS的区别主要在于，DRG是将临床过程相近、资源消耗相似的病例归类至同一个诊断组，使被划分为同一病组的患者住院天数、医疗费用在统计学上变动最小，而DPC/PDPS是简单地对“疾病类别”进行划分并以“平均住院日”作为关键的评估指标。虽然这种单纯的“疾病类别”与 DRG 诊断组的划分不尽相同，但对缩短和控制患者住院天数仍起到了非常显著的积极作用，2003年一整年的时间，实行预付费制的医院平均住院日从20.4天下降到了18.8天，降幅达到4.5%。此外，DPC/PDPS还被认为促进了卫生资源合理分配和利用，有效降低了医疗费用；然而，对于医疗质量的提升并没有明显推动作用。笔者认为这与DPC/PDPS的评估和制约指标相对单一有关，不过日本对DRG的应用毕竟处在朦胧阶段，经过实践和探索也能不断完善和提升。

第三节 DRG在国内的发展与应用

自2009年新医改以来十年，中国特色社会主义进入新时代，党中央、国务院高度重视深化医改工作，顶层设计更加清晰。面对全球金融危机深化、经济增速下降、老龄化和疾病谱变化加快、新业态发展迅速等因素，我国医改面临的问题越来越错综复杂，目前看病难、看病贵、看病乱还没有根本解决，居民对医疗卫生服务的满意度改善不明显，住院患者医保报销比例仍处在较低水平，分级诊疗的局面尚未形成，患者集中到大医院看病的趋势更加突出。医疗费用不合理增长的问题已经成为各地医疗保险经办机构在实际工作中所面临的共性问题，如何有效控制医疗费用快速上涨，保证医疗保险制度的可持续发展，已成为目前医保改革最为核心和迫切需要解决的难题。就医疗保险制度有效运行而言，医保支付方式改革不仅是新医改的重要改革目标，更是提高医疗保险基金的使用效率和减小医保患者经济负担的重要手段，而DRG则是有力改善以上局面的工具之一。

医疗服务支付方式改革是医药卫生体制改革的核心问题之一。支付方式能够影响医疗服务利益相关者的行为，从而对医疗费用、医疗质量、医疗服务效率和医疗保险资金使用的效益产生影响。好的支付方式可以通过改变供需双方行为，把医疗费用的增长控制在合理的范围内，同时又能激励卫生服务机构提高服务效率，减少诱导需求，满足需求方对卫生服务的需要，减少道德风险，促使医疗保险与医疗服务健康协调地发展。以医保支付方式改革作为卫生体制改革的切入点，可以不再纠缠于医疗服务价格该不该涨、药价能不能降的问题，而是在承认现存利益格局的前提下，通过经济杠杆使医疗机构控制过度诊疗行为，转变为主动控制费用节约成本，在保证医疗质量的前提下全面提升医疗资源的利用效率，不仅保证医保基金安全可持续运行，还会产生较小的利益调整和冲突，从而带动其他方面的改革，盘活全局。对大医院短期住院服务实行按DRG付费，恰恰可以达到以上的目的，因此被世界上许多国家长期采用。故自20世纪80年代以来，我国就开始了引进DRG付费方式的探索。1989—1994年，北京市医院管理研究所牵头组织北京市的试点医院，收集病案首页数据进行DRG分组研究，此次研究为 DRG实现中国本土化实施积累了宝贵经验。1995—2003年，由于当时缺乏DRG系统分组以及研发需要的医疗电子数据，国内有关DRG的研究和实践出现了停滞。直到 2004 年，北京成立 DRG-PPS 项目组，组织北京市部分医院进行DRG应用的系统研究。2007年，DRG-PPS项目组成功开发出适合 BJ-DRG使用的《国际疾病分类系统临床版》《手术操作分类：临床版》和《病案首页填写规范》，并在北京全面推广和使用，此项工作促进了北京临床信息的标准化，为建立 DRG 系统奠定了质量较高的基础。2008 年，北京 DRG-PPS 项目组在经过数年研究和准备工作的基础上，借鉴美国和澳大利亚等 DRG 版本的病例组合经验，完成了北京 DRG 的初步分组方案。2009 年开始，北京市卫生局将 BJ-DRG 应用于北京地区的医院绩效评价、临床重点专科评价等诸多工作，受到国家卫计委的高度评价并向全国推广。2011年，北京市启动了 DRG 付费试点工作，这标志着北京市成为全国第一个完整开发 DRG 分组系统并应用于医疗绩效分析和付费制度改革的城市。2015 年初，国家卫计委医政医管局指定北京市公共卫生信息中心作为国家 DRG 质控中心，开展全国 DRG 研究与推广工作。为了更高效地进行推广工作，各部门协作以 BJ-DRG 分组方案为基础，首次公开出版发行了《CN-DRG分组方案（2014 版）》。在 2015 年的《国务院办公厅关于全面实施城乡居民大病保险的意见》文件就已经明确提出推进按病种付费等支付方式改革。2017年6月，国务院办公厅发布《关于进一步完善基本医疗保险付费方式改革的指导意见》，明确要实现以病种付费为主的复合式付费方式，到 2020 年按项目付费明显减少。2018年12月20日，国家医保局发布《关于申报按疾病诊断相关分组付费国家试点的通知》，各省级医保部门应提交书面申请，该局综合评估后确定国家按 DRG 付费试点城市。2019年6月6日，国家医保局、财政部、国家卫健委、国家中医药局发布《关于印发按疾病诊断相关分组付费国家试点城市名单的通知》，确定北京、天津、上海等 30 个城市作为 DRG 付费国家试点城市。

目前，DRG改革在国内如火如荼地进行，通过实践比较有代表性的DRG版本有CN-DRG，C-DRG及上海版DRG三种，其中国家于2018年在深圳市、三明市、克拉玛依市启动了C-DRG收付费改革试点工作，广东、四川、湖北、江西等地也进行了省域范围内的DRG评价工作。CN-DRG的分组方案借鉴美国、澳大利亚分组方案，并进行了一定本土化改造，分组依据北京临床版 ICD-10 和临床版 ICD-9-CM3，区分疾病严重程度的一般并发症和合并症（CC）和严重并发症和合并症（MCC）应用美国 Medicare Severity-28 版的并发症和合并症，分组覆盖范围没有覆盖日间手术与中医。C-DRG分组依据国标版 ICD-10（GB/T14396-2016）《中国临床疾病诊断规范术语集》（CCDT）及《中国医疗服务操作分类与编码》（CCHI），统一分组工具和信息标准，实现"一病一码"和收付费"两码合一"，CC和MCC 引入病例复杂性指数（PCI）来测算和区分不同病例的综合治疗复杂程度，分组几乎覆盖所有住院疾病，含日间手术与中医。上海版DRG依托澳大利亚分组方案（AR-DRG）V5.2进行本土化开发，分组依据国标版 ICD-10 和上海版 ICD-9，产品研发目的主要服务医院绩效评价，分组区分一至四级手术等级，鼓励大型医院开展三至四级手术，发展学科能力。不同的方案有其不同的特点与优点，接下来，将以北京、上海、台湾及国家卫计委试点版本为例，具体介绍DRG在我国不同地区间的发展与应用情况，以便我们有层次地了解DRG在我国不同发展阶段的应用范围及问题。

一、北京：国内DRG的领航者

北京是我国第一个完成DRG本土化开发并在辖区内医疗机构中系统应用的地区，薪火相传到今日，历经了20多年风雨磨砺。早在20世纪80年代末，北京市在全国最早成立了医院管理研究所。研究所首任所长黄慧英在全国率先启动以北京10所大型综合医院为研究对象的DRG研究，历时4年多，为这一理论体系进入中国进行了大胆尝试，为未来发展奠定了工作基础。在当时国内尚未建立住院病案首页报告制度、信息技术手段落后等诸多困难条件下，课题组成员从每份住院病例中摘录140个数据项，每个医院提供1万份病历，共摘录10万份出院病历、1 400多万个数据变量，参照美国AP-DRG进行了DRG分类方案的可行性研究，于1994年发表了国内首批的系列研究成果，并形成《DRG在北京地区医院管理可行性研究论文集》，为此后国内开发本土化的DRG系统奠定技术基础。由于缺乏能够应用于DRG分组和开展分析的电子数据，此后10年间，国内没有出现大规模的DRG相关研究。2004年，北京市再次启动了目的在于实现社会医疗保险（简称医保）DRG-PPS付费机制的课题研究。张修梅、胡牧等人在北京市相关部门支持下开启了DRG-PPS研究工作，采用北京市12家大型医院的70万份病案首页信息，开展对DRG分组器的模仿和验证工作。

2006年，北京市卫生局牵头和市人力资源和社会保障局、市发改委、市财政局共同建立DRG-PPS推进工作领导小组，领导和支持DRG项目组的研究工作。同年底，在北京市卫生信息中心的协助下，DRG项目组完成北京市病案首页信息的标准化工作，并同时完成国际疾病分类编码ICD-9和ICD-10北京临床版的开发。2008年底，项目组成功开发完成BJ-DRG分组器。2009年开始，BJ-DRG被北京市卫生局陆续应用于北京地区医院绩效评价、临床重点专科评价、城乡医院对口支援效果评价等工作，受到原国家卫生部的高度评价。2009年起，BJ-DRG被原北京市卫生局用于对全市部分地区医院进行医疗服务绩效评价，从医疗服务能力、医疗服务效率、医疗安全三个维度进行评价分析，将DRG组有效占比、CMI、效率指数、低风险组死亡等指标纳入总体考核指标体系，同时将保障DRG数据来源的病案首页质量纳入绩效考核指标，并创新性制定保持优势、弥补不足和引导发展的个性化DRG指标，通过评价学科发展均衡性以指导医院发展。经过连续3年的绩效考核，市属医院总体及相关临床专科的医疗能力在北京地区也逐年提高。

2009年，在原卫生部组织的全国临床重点专科评审工作中，北京市在组织专家使用传统方案现场测评的同时，通过引入DRG的评价方法对临床重点专科开展评价，最终两种方法的测评结果基本一致，这表明基于DRG系统的评价方法可以成为医疗服务日常管理的工具。

2011年，北京市人力资源和社会保障局启动DRG付费试点工作。北京成为全国首个使用DRG付费试点的城市，在6家三甲医院选择了108个病组进行DRG医保付费试点，自试点以来，取得了较好效果，试点医院收治患者的难度有所增加，医疗资源消耗相对减少，患者个人负担有所减轻，医疗服务效率进一步提高，医院绩效管理水平有所提高，医保费用增长可控。自北京DRG试点至今，试点医院逐步理顺了DRG结算流程，但运行中也暴露了推诿重症患者、提高诊断编码级别和入组率低等问题，而DRG试点病种也将由108种扩大到300种。

2013年，原北京市卫计委在平谷区启动了新农合综合支付方式改革试点工作。试点方案对平谷区医院短期住院采用DRG付费为主的方式，对全人群及所有危、急、重症短期诊疗采用以DRG为基础的管理。试点结果显示，方案基本可行、试点运行平稳顺利，医生和患者都能接受，患者满意度保持稳定；试点医院收入不减、患者负担减轻、基金增长可控。

从2013年起，北京市医保中心在对医保基金住院指标额的测算中引进DRG技术，计算各个医院的住院指标。2013年正式在全市196家二级以上定点医疗机构推广总额预付，2014年总额预付范围进一步扩大到263家医疗机构。

2012年，北京市卫生局决定将DRG-PPS项目组纳入北京市医院管理研究所职能进行管理，一直在北京市卫生局分管DRG工作的副局长邓小虹担任DRG项目领导小组组长，原DRG-PPS项目组核心成员成为各小组骨干专家，共同参与DRG项目组的后续管理工作。

随着社会的发展，疾病谱在不断变化，同时科学技术的进步也让治疗疾病的方法不断推陈出新，因此DRG系统必须契合临床发展并与时俱进，需要临床医生和病案编码人员密切合作，对疾病诊断术语、手术操作术语、疾病诊断相关分组规则进行不断地补充、修改和调整，此外还需要广泛听取行业意见进行优化，这样才能使DRG系统更具有代表性、科学性和权威性。

2013年，北京市医院管理研究所正式开展DRG论证工作，在北京市DRG项目组前期研究成果基础上，开展疾病诊断术语、手术操作术语、疾病诊断相关分组规则的论证，以期使BJ-DRG系统符合不断变化的临床实际情况。本次论证工作历时1年，共有来自33个专业组的300余名专家参与。项目组耗时2个月对临床术语和ICD-临床版进行整理修订，对合计7 715条诊断信息和2 681条手术操作信息进行调整，约占总条目的19%。此外，在分组器方案和结构应用论证组、北京市公共卫生信息中心的共同配合下，对BJ-DRG分组系统进行全面升级改版，开发出BJ-DRG（2014版）分组管理系统软件，DRG分组由原来的652组调整为751组。2013年，北京奉命牵头组建跨省（区、市）协作组推广DRG管理方法，目前协作组扩大至广东、上海、云南、内蒙古、浙江、安徽、山东、湖南、四川、重庆、江苏、江西、天津、陕西等15个省（区、市）。

2015年3月1日，根据《国家卫生计生委医政医管局关于指定北京市公共卫生信息中心作为疾病诊断相关分组质控中心的函》文件要求，为推动运用疾病诊断相关分组开展医院信息化监管，原国家卫生计生委医政医管局正式指定北京市公共卫生信息中心作为国家DRG质控中心，开展全国DRG研究与推广工作，并以北京市公共卫生信息中心（北京市医院管理研究所）享有著作权的DRG分组方案为基础，等效建立CN-DRG分组方案（2014版）。

此分组方案共包括26个MDC，覆盖所有短期住院病例。分组系统利用患者当次住院病案首页中的诊疗信息，先将病例按主要诊断分到某一MDC，再按照主要治疗方式分为外科部分的相近的诊断相关分组（adjacent diagnosis related groups，ADRG）、内科部分的ADRG或操作部分的ADRG，并结合影响临床过程的年龄、性别、有无并发症和合并症（complication & comorbidity，CC），有无严重并发症和合并症（major complication & comorbidity，MCC）等其他因素，按照临床过程一致性和资源消耗相似性的原则，最终将所有病例分为783个DRG。

自北京DRG改革以来，卫生行政相关部门连续多年利用DRG评价了远郊区县11个区域医疗中心的服务绩效，进而考评对口支援工作。通过连续动态观测，了解其发展变化，从而对城市大医院对口支援农村区县医院的成效进行量化评价。其主要以五项主要指标为依据进行评价：一是医疗服务广度与整体技术难度指标，即DRG组数；二是医生工作量；三是时间消耗指数和费用消耗指数，通过耗费的医疗费用和住院时间计算得出；四是低风险组病例死亡率；五是急危重病例救治能力，通过综合正向指标（回原住地率）和负向指标（未能救治率）计算得出。

自2009年起，原北京市卫计委利用DRG工具，连续9年对公立医院进行服务绩效评价。截至2017年末，全市共有二级及以上医疗机构261家。北京市应用DRG进行医疗服务评价的对象主要是全市二级及以上医疗机构的住院医疗服务，围绕医疗服务绩效的核心内容，分别对医院的住院服务从“能力”“效率”和“医疗安全”三个维度进行评价。其中，“能力”维度包含DRG组数、总权重、综合医院每床位权重和病例组合指数（标化CMI）值；“效率”维度包含费用消耗指数和时间消耗指数；“安全”

维度利用低风险组死亡率进行测算。评价结果显示，在医疗服务能力方面：2017年，北京市DRG组数达到796组；在受评的58家综合医院中，2017年全市34家综合医院平均覆盖的DRG组数为594组，标化CMI为1.03；24家二级综合医院平均覆盖的DRG组数为312组，标化CMI为0.97。三级综合医院中，DRG组数不足平均值的医院共10家；二级综合医院中，DRG组数不足平均值的医院共6家。18家医院CMI值在平均水平（1.0）及以上，三级综合医院中，CMI不足平均值（1.0）的医院共18家。医疗服务效率方面，北京市三级综合医院费用消耗指数为0.97，时间消耗指数为0.95；二级综合医院费用消耗指数为0.9，时间消耗指数为1.09；医疗效率基本保持稳定。医疗安全方面，58家综合医院中，有40家医院出现低风险死亡病例。2014年，北京市医管所DRG项目组在2014版BJ-DRG分组管理系统软件基础上开发了北京地区住院医疗服务绩效评价平台，向全市各区县卫生计生行政部门及有关医院开放使用，提供DRG评价的有关数据及人员培训，协助各部门进行辖区内医院医疗服务绩效评价和医院内科室绩效评价等管理工作。

二、上海DRG的发展和应用

2004 年，上海市医疗保险办公室在医保支付费用预算管理的基础上，对包括顺产等常见的首批9种住院病种实行按病种付费试点工作。试点病种范围以疾病诊断与治疗方式相结合进行界定和分类。疾病诊断分类以主要诊断ICD-10编码为准，疾病治疗分类以主要手术ICD-9-CM3 为准。试点病种费用标准采取住院次均医疗费用，根据二级、三级医保定点医疗机构病种住院费用的平均水平确定。2005年9月，在首批试点的基础上，新增试点病种6种。这15个病种均属于外科病种，以平均住院费用作为支付标准。

2017年，上海联众网络信息公司与上海申康医院发展中心参考澳大利亚精细化疾病诊断相关分组5.2版本（AR-DRG）的分组规则，基于超过10亿份门急诊诊疗病历（含挂号、处方、收费、检查检验）、超过1 200万份住院病历（含医嘱、收费、检查检验、出院病案首页、出院小结）、累计超过300亿条的各类明细数据，以大数据分析方法研发出了基于病种的大数据DRG分析模型，最终形成完全量化可比的综合指数，形成了公立医院医疗服务产出评价的“度量衡”，能够科学评价公立医院的服务效率、技术水平、费用控制和资源配置的合理性。澳大利亚疾病诊断相关分组（AR-DRG）是澳大利亚引进美国AP-DRG加以改造，并将其用于对澳大利亚急性期住院患者医疗费用支付的一套病例分组方案。相比于其他国家，AR-DRG更贴近于我国临床实际，对并发症、合并症的处理相对精细，对日间手术病人归类方法适用，编码基础与我国一致，以作业为基础筹资的数据信息系统，定期更新基础数据。

上海于2017年上半年发布了《门诊诊断代码》，上海门诊、急诊代码共有7.6万条，接下来会在此基础上进一步细化，首先门诊诊断代码在类目、亚目、细目上与新版国标ICD-10有对应关系，还同步把包括解剖部位，疾病性质等相关属性涵盖进去，更精准地反映门诊病种的真实情况。完成以上基础工作后，上海有望通过门诊电子病历数据的采集，用大数据DRG的方法，通过门诊病种的全样本统计分析，最后产出门诊病种指数的分组标准，进一步厘清门诊病种人头与人次的关系，从而为真正实现门诊病种的“按病种收费”打下坚实的基础，为疾病从以治疗为主转为以预防为主的探索扫清障碍。

由于我国的临床工作与澳大利亚存在一定的差异，主要体现在疾病组的临床习惯表达方式等方面，上海市DRG专家组为此做了大量的工作。首先，疾病谱不同。AR-DRG根据澳大利亚的疾病谱，将罕见病或非住院治疗的疾病放在各主要诊断分类组中的“其他疾病组”中。但是用上海市医疗机构数据测算，发现“其他疾病组”中包括很多常见病，需要从“其他疾病组”拆分出来，按照疾病的同质性重新进行分组。如内分泌疾病的内科治疗组。AR-DRG分为K60糖尿病，K61严重营养障碍，K62各种代谢紊乱，K63先天性代谢缺陷，K64其他内分泌病症。按照上海市三级医院收治患者中内分泌疾病结构，对此组疾病的表达进行了重新诠释。分组调整为：将K64其他内分泌病症中常见病拆分出来，如下丘脑-垂体疾病、肾上腺疾病、库欣综合征、性腺疾病、甲状腺和甲状旁腺疾病、低血糖和其他内分泌疾病。其次，疾病诊断的表达方式不同。根据国内疾病诊断的书写要求：复杂疾病诊断的填写，病因在前，临床表现在后。而AR-DRG的分类方法有所不同。如肾脏内科治疗组，AR-DRG分为L61肾衰竭，L62肿瘤，L63感染，L64结石，L67其他。按照《肾脏内科国家临床重点专科建设项目评分标准（试行）》要求，肾脏内科主要病种为原发性肾小球疾病、间质性肾炎、高血压肾病、糖尿病肾病、狼疮性肾炎、血管炎肾损害、淀粉样变肾病等。如果上述肾病导致肾衰竭，则肾衰竭体现在病案首页的其他诊断中，而非主要诊断，导致肾脏病患者基本都在 L67 中。本研究对涉及上述问题的病组进行了全面调整。再次，专业分类不同。如在G03A胃、食管、十二指肠重度恶性肿瘤，G03B胃、食管、十二指肠轻度恶性肿瘤两组中，胃、食管、十二指肠在AR-DRG中被分到一起，而在我国，胃和十二指肠属于普外科专业，食管在胸外科专业，为了更好适应临床实际，进行了二次划分。

随后，上海市研发了SH-DRG分组器，分组器研发包括以下步骤：①翻译工作：研究AR-DRG分组器，将分组器名称翻译成中文，疾病名称翻译工作参照ICD-10工具书中英文对照版。②将AR-DRG所使用的ICD-10与国家卫生计生委发布的ICD-010进行对照，将不同的代码提取出来。③信息技术人员开发分组器软件，实现AR-DRG规则的信息化。④计算机自动按照AR-DRG规则匹配疾病组，对于所有联合编码（带有+）以及上述暂时提取的编码手工匹配归组。⑤手术编码逐一手工匹配。⑥将合并症和并发症分值，统一维护在诊断标准编码库中。⑦按照上海市级医院手术分级标准，将手术四级分类维护在DRG中，用于区分大手术和小手术。⑧维护同质性疾病，共2 300组。⑨信息技术人员开发DRG程序，基于市级医院2013年病案首页数据进行分组模拟。⑩分析分组结果，矫正分组器。上海版DRG的主要诊断组包括三类，分别是：手术组、操作组、内科组，最终将所有病例分为780个DRG。疾病诊断分类以主要诊断ICD-10编码为准，疾病治疗分类以主要手术ICD-9-CM3为准。

上海DRG绩效考核系统用于医院医疗质量评价、病种机构监控以及医院的绩效分析，为区域医疗发展提供有力的数据依据，目前应用于全国多个三甲医院院内平台及上海、云南、山东和江西等省市的医疗绩效评价省级平台。该系统按照手术的复杂程度、消耗的医疗资源、手术病人的死亡率等对手术进行分级，统计三级、四级手术台数，术前天数；建立了单病种的分组器，基本覆盖所有亚专科的重要疾病和重要手术，有利于单病种管理；提供以医保费用为基准的DRG分组计算，为医院医保控费提供指导准则，为省级医保、地区医保提供控费基准数据；提供基于DRG系统的结果，按医疗组、科室、病区、医生为对象的绩效分析数据，以用于院内绩效考核（包含指标：门急诊人次、门诊收入、住院收入、药占比、耗材比、次均费用、人均费用、出院病人CMI、出院病人RW分段统计、平均住院日、手术人次、三至四级术数、手术占比、日间手术、术前等待天数）。

上海DRG绩效分析系统有以下特点：①包含ICD-10全国版+CM3全国版以及ICD-10北京版+CM3北京版两组分组器，按照治疗方法将病历分成手术组、诊疗操作组和内科组。手术组按照手术的部位、手术的复杂程度以及患者的年龄等细分。内科组按照疾病的病因、性质、部位、临床表现、年龄等因素进行细分。②细分后的疾病组按照合并症和并发症再次细分。分组器将每个并发症和合并症诊断编码赋一个严重程度的权重，即CCL。③在方案设计中，通过查表法对同一病例记录中的多个CCL进行赋值，综合计算后，能够得到一个表示患者本次就诊并发症严重得分（0～4），称为PCCL。④分组器利用大数据，校验了上百家三甲医院的病案首页数据，对无法分组的病历进行分析，对于分组器的错误及时更正。对于各医院编码的错误，重新归类成6个分组。

三、中国台湾：分级管理、点数计价的TW-DRG

中国台湾地区实行的是全民健康保险制度，在支付制度上经过多次调整，形成了多样化的发展格局，但是不同的支付方式都有局限性，如"论日计酬""论质计酬""论人计酬""论病例计酬"等所占比重较小且适合的医疗服务类型有限，大部分医疗服务采取总额预算支付制度下的"论量计酬"方式，但是"论量计酬"方式容易导致过度医疗，提高医疗费用，降低医疗服务效率。在中国台湾地区，行政管理机构下辖的卫生事务主管部门是负责全民健保的运作和监管。TW-DRG在1999年就进行了相关探索，经研究发展，2002年开始公开第一版TW-DRG，2004年公告第二版TW-DRG，2005年公告第三版TW-DRG。之后TW-DRG不断改进公告DRG方案，2006年开始推行DRG支付制度，并于2010年1月1日正式启动实施TW-DRG，分5年时间逐步导入1 026项DRG项目。第一阶段先以原住院"论病例计酬"为主的164项（后在实践中归为155项）DRG优先导入实施，第二阶段开始逐年导入各主要疾病类别项目。目前中国台湾地区DRG全面导入DRG项目由1 062项增加至1 716项，并在不断的改进中。

中国台湾的医疗机构分为三个级别：医学中心（相当于中国大陆的三甲医院）、区域医院和地区医院，TW-DRG规定的各个病组除了借用美国、德国、澳大利亚等国家"同病同酬"的基本思路，也采取“分级管理”和“点数计价”的模式，即设置单位点数的支付标准，对于同一DRG组的病例，级别较高的医院对应相对较高的点数，从而保障了各级医院的合理利益。每种DRG的支付标准是各级医院当年申报费用的平均水平。

正式实施TW-DRG之前，台湾卫生事务主管部门先选择了50个手术类DRG进行试点运行，初始医院抵触情绪较大，经过反复灵活调整和改进，终于得以全面推行。TW-DRG的实施进程分五步走：第一步（2010年）：将原来采取按病种付费（case payment）的164项DRG整合成155项DRG优先实施；第二步至第五步（2011—2014年）：TW-DRG的MDC有Pre-MDC[①]、MDC1-24共25类，并逐年导入各类MDC，全面推广DRG付费。

TW-DRG支付点数在标准定额的基础上分别设置了上限和下限临界值，其计算分5种情况讨论：

（1）实际点数＜下限临界值。住院点数按实际点数进行核算支付。

（2）下限临界值≤实际点数≤标准点数定额。医院服务成本低于支付标准，表明医院可盈利，是收治DRG患者最理想的点数区域。

（3）标准点数定额≤实际点数≤上限临界值。医院服务成本高于支付标准，表明医院有亏损，不排除医院会想方设法冲到第4种情形。

（4）实际点数＞上限临界值。未超出部分按标准定额进行

---

① Pre-MDC指可用于某些消耗资源巨大且不基于主要诊断分类的疾病，如器官移植、骨髓移植等，先于MDC分类，被单独归入一个DRG组。

支付，超出上限临界值部分台湾卫生事务主管部门支付80%，其余部分由医院自负。

（5）对于病例数小于20的DRG，住院点数按实际点数核算支付。

计算分值时，除了不同医院级别的差异化，TW-DRG还综合考虑了儿童加成、CMI加成、山地离岛地区医院加成等因素，以激励这些特殊的医疗服务，使得付费体系更趋于公平合理。

中国台湾卫生事务主管部门还对DRG有明确的审查制度，从DRG的正确诊断到正确疾病分类再到正确的DRG都有相应审查，审查由相关的专业人员或行政人员负责完成，且会从医疗效率、费用、患者转归、医疗质量四个维度对TW-DRG进行动态持续监控。台湾卫生事务主管部门对DRG案件的审查重点有：①入院或主要手术（处置）必要性审查；②诊断与处置适当性审查；③诊断与处置编码正确性检查；④住院范围相关费用转移审查；④超过上限临界值案件医疗费用适当性审查；⑤出院状况审查；⑥医疗品质之适当性检查。结果显示，实施DRG后平均住院日和实际住院医疗服务点数均显著下降，但住院前1周门诊检查点数增加，可能存在将住院服务转移至门诊、急诊的情况；并且，15天内重返入院率小幅上涨，这与美国、德国、澳大利亚等实施DRG带来的问题一致。同时TW-DRG支付体系下也形成了科学管理体系，包括指针核算分解模型和医疗质效评估体系等相关规划管理，相关临床路径管理和医疗质量与安全管理，成本核算体系支撑和信息系统支持管理等。

在中国台湾的支付体系变革下，与医疗服务价格和支付管理相关的规定主要有《全民健康保险法》及其《实施细则》，以及《全民健康保险医疗办法》《全民健康保险医疗服务给付项目及支付标准》《全民健康保险医疗费用申报与核付及医疗服务审查办法》。这一系列相关规定都明确了主管机关和经办机构权责，同时也明确了医疗保险各利益相关方共同协商确定医疗保险支付政策，这都保证了DRG支付体系乃至医保支付制度能够更好地有序进行。

四、2017年国家DRG改革试点城市

广东省深圳市、新疆维吾尔自治区克拉玛依市、福建省三明市，以及福建省医科大学附属协和医院、福州市第一医院和厦门市第一医院，一共3个城市的公立医院和3个省市级医院宣布同步开展DRG试点。作为国务院部署的2017年70项医改重点工作之一，DRG收付费改革第一次上升到国家战略层面。

原国家卫计委卫生发展研究中心从2006年开始汲取国际上的经验，进行相关调研，2010年正式立项，组织了37个专业，735位临床专家等千人专家团队，进行 C-DRG研发。C-DRG的分组基本原理有三：疾病的严重程度、治疗方法的复杂程度、医疗资源消耗程度。C-DRG分组将需要住院治疗的疾病（主要诊断），分成23个组，且原则上不允许疾病跨组存在，再按照治疗方法的不同，分成了三大类别：手术室的手术治疗（包括各种腔镜手术）；手术室以外的手术治疗（包括内镜介入，除放疗以外的物理设备治疗，如激光、射频、超声、体外碎石）；内科的药物治疗和放疗。C-DRG将疾病（主要诊断）分类后，根据疾病

的轻重程度不同，再进行归类，最后分成484类基本组。然后再根据其他影响资源消耗的因素，如并发症和合并症、年龄等因素，将每一个基本组进一步分为1~3个细分组，最终形成958个细分组。

C-DRG是一套供全国应用的公益性支付、收费规范体系，可被归纳为“1311”体系。第一个“1”，指代一套规范体系。《全国按疾病诊断相关分组收付费规范》有三个分册，包括分组分册、权重分册、支付与管理分册。其中支付与管理分册包括定价与支付、医院管理与流程优化、监管与评价。第二个“3”，指代的是三个基础工具，即疾病分类与代码（ICD-10）、临床疾病诊断规范术语集和全国医疗服务操作分类编码。第一个工具，是疾病分类与代码（ICD）。2016年，我国发布了ICD-10的国标版，并于2017年2月开始正式实施。在技术上，C-DRG与ICD-10对接，但实际上，ICD-10并没有参与C-DRG的疾病分组。第二个工具，是《中国临床疾病诊断规范术语集》。其共有300多条术语，每一条术语都包括疾病的固定编码、规范的汉字标准名称、世界卫生组织（WHO）公布的词汇库中的英文名称、不同地区甚至不同医院对同一个疾病的别名。这套术语集源于临床医生、用于医生，是异病异码的体系，解决了因为疾病诊断名称不同造成纠纷的困境。第三个工具，是全国医疗服务操作分类编码（CCHI）。这套8位数的编码几乎涵盖了所有的临床服务项目、基本人力的消耗情况和治疗的技术含量。通过排列组合，可以生成7亿个编码，有足够的容量让每一个操作和一个编码相对应。CCHI中，有一个中国独有的创新——某些成熟的治疗方法也被纳入DRG，成为一种操作。比如脑卒中患者，在其发病后的“黄金救治”30分钟内，如果按照临床路径正确使用相关药物，就能大幅度减少后遗症的发生。DRG把这种成熟的方法作为一种操作列入内科治疗方法，并赋予其很高的支付点数，通过这种经济杠杆鼓励医生按照规范治疗。类似被纳入CCHI的疗法还有现在最新的免疫治疗、靶向治疗等。第三个“1”，是指一个成本平台，即全国医疗服务价格和成本监测与研究网络。2012年，财务司牵头在31个省市设立了全国医疗服务价格与成本监测与研究平台，这个网络覆盖的机构和单位都要上报数据，参与价格成本研究。这也成为今后DRG分组和权重测算的标准库。这个平台同时也是DRG的运行平台，统一口径、统一评价等工作都将在这个平台上展开。最后一个“1”，是一个费率调整和收付费政策原则，规定使用临床诊断术语进行分组，而不是疾病分类进行分组。

DRG的众多分组要素中，主要诊断和主要治疗方式是影响最大的。DRG分组工具选择的基本原则均依据国家正式发布的标准和规范，疾病分类也是依赖于国家标准，采用2016年ICD-10的国标版，《中国临床疾病诊断规范术语集》则经过自主创新，通过临床医生撰写、论证产生。医疗服务操作分类也具有中国特色。众所周知，ICD-10的分类前4位需要与世界卫生组织保持一致，允许各个国家在此基础上进行延伸，我国ICD-10的分类延伸到了第6位。

《中国临床疾病诊断规范术语集》：由全国37个专业的735名国家级临床专家结合中国临床教学和应用实践制定而成；每

一个词条为一个独立的诊断术语，范围涵盖临床诊疗过程中所涉及的所有门诊和住院诊断；一病一码，每个诊断均对应到国标ICD-10分类中；还设立了“别名”，对其他叫法名称予以保留、过渡。术语集在6位的基础上又延伸了2位，作为诊断术语的身份证号码。全国医疗服务操作分类编码（CCHI）是原国家卫计委卫生发展研究中心从2006年开始通过组织专家研发而成，并因此成为世界卫生组织分类、术语与标准合作中心。同时，CCHI栏目框架由项目编码、项目名称、项目内涵组成，并用在了2012年版的疾病项目规范上，形成操作、收费两码合一的体系。

实施C-DRG需要把握好以下原则：做好顶层设计，进行综合打包，做到收付费同步改革；统一性和差异性相结合，国家层面标准统一，各地的补偿比可以有差异；建立医疗服务质量水平和专科建设配套的绩效考核方案；建立医改目标相一致的薪酬体系；建立公开、透明、持续性的改进方案；破除DRG的“神秘论”和分组器的“万能论”。

国家试点 C-DRG同时具有以下特点：研究目标明确，为医疗服务收费、医保支付服务；它具有我国自己的知识产权，用的是自己创建的工具；它是以临床相似性为主，数据验证为辅的交叉分组体系；它采集了全国1 268家医院的成本和费用数据进行分组；它是一种住院以DRG为主，多种打包收付费方式并存的覆盖所有疾病的一种组合付费方式；它由国家统一开发分组器，未来将在全国供卫生、计生、医保等管理部门和医院进行免费使用。

五、2019年国家医保局DRG改革版本

2019年10月，国家医疗保障局印发了《关于印发疾病诊断相关分组（DRG）付费国家试点技术规范和分组方案的通知》（医保办发〔2019〕36号），正式公布了《国家医疗保障DRG分组与付费技术规范》和《国家医疗保障DRG（CHS-DRG）分组方案》两个技术标准，该文件是中国首次以国家层面要求各地根据医保局制定的方案进行调整对接，从而实现国内各类DRG标准的统一。本次公布的国家医疗保障疾病诊断相关分组（CHS-DRG）的ADRG 是在以往研究开发的BJ-DRG、CN-DRG、CR-DRG 以及C-DRG 基础上编制的，具有更加优化，更加稳定，更符合作为管理工具的要求。

（一）CHS-DRG 方案要点

CHS-DRG 需要的基础信息包括病情严重程度和复杂性、医疗需要及使用强度、医疗结果及资源消耗等多个维度的信息。考虑到信息的准确性和可获得性，CHS-DRG各个维度的数据均来自参保患者出院时的医疗保障基金住院结算清单。方案的数据需求具体见表1-2：

表1-2　CHS-DRG 方案的数据需求

分类轴心	信息或数据
数据来源	医疗保障基金住院结算清单
编码系统	诊断：医疗保障疾病诊断分类与编码ICD-10、医疗保障手术操作分类与代码ICD-9-CM-3

（续表）

分类轴心	信息或数据
病情严重程度及复杂性	主要诊断、并发症和合并症、个体因素（如年龄、性别、新生儿的出生体重等）
医疗需要及使用强度	手术室手术、非手术室手术、其他辅助的医疗和护理服务（如呼吸机使用等）
医疗结果	出院状态（死亡、医嘱出院、非医嘱出院、转院）
资源消耗	医疗费用、住院时间

（二）CHS-DRG 分组流程

1. 在进行主要诊断大类（MDC）分类之前，首先根据病案首页数据，将器官移植、呼吸机使用超过96 小时，年龄小于29天，主要诊断或其他诊断为HIV 或者严重创伤进行先期分组，形成MDCA、MDCP、MDCY 及MDCZ。

2. 其余病例依据病案首页的主要诊断、病例个体的性别因素分入不同的主要诊断大类（即不同的MDC；生殖系统诊断考虑则要按性别差异后分入MDCN 或MDCM），每个MDC 都有一个主要诊断表。

3. 病案首页的主要诊断和手术操作是分入ADRG 组关键依据。即凡接受手术室手术或操作的病例分入相关手术、操作组，其他的按主要诊断分入相关内科病例组。

4. 结合影响临床过程的其他因素：如病例的个体因素（如年龄、新生儿出生体重）、有无并发症和合并症及其严重程度，离院方式等，最后生成最终DRG 组。

分组流程如图1–3所示：

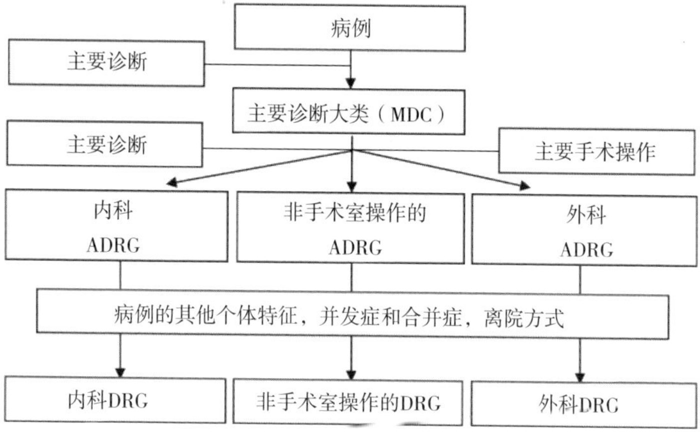

图 1-3 国家医保局 DRG 的分组路径

基于图1-3的分组路径，CHS-DRG 依照“临床过程一致性”和“资源消耗相似性”的分组原则进行核心疾病诊断相关组（ADRG）分组，分别设立167 个外科手术操作ADRG 组、22 个非手术室操作ADRG 组及187 个内科诊断组、总共376 个ADRG 组。可覆盖所有危急重短期（60 天以内）住院病例。

（三）CHS-DRG 的命名规则

CHS-DRG 所有的DRG 编码由4 位码组成。

第一位表示主要诊断大类（MDC），根据病案首页的主要诊断确定，进入相应疾病主要诊断大类，用英文字母A~Z 表示。

第二位表示DRG 病组的类型，根据处理方式不同分为外科部分、非手术室操作部分（接受特殊检查，如导管、内窥镜检查等）和内科部分。用英文字母表示，其中A~J 共10 个字母表示外科部分，K~Q共7 个字母表示非手术室操作部分，R~Z 共9 个字母表示内科部分。

第三位码为阿拉伯数字（1～9），为DRG组的顺序码。

第四位表示是否有并发症和合并症或年龄、转归等特殊情况。用阿拉伯数字表示，其中“1”表示伴有严重并发症和合并症，“3”表示表示伴有一般并发症和合并症，“5”表示不伴有并发症和合并症，“7”表示死亡或转院，“9”表示未作区分的情况，“0”表示小于17岁组，其他数字表示其他需单独分组的情况。

（四）CHS-DRG 分组策略与理念

CHS-DRG 分组原则如下：逐层细化、大类概括；疾病诊断、手术或操作临床过程相似，资源消耗相近；临床经验与数据验证相结合；兼顾医保支付的管理要求和医疗服务的实际需要。DRG 分组采用病例组合（case-mix）思想，疾病类型不同，应该通过诊断区分开；同类病例但治疗方式不同，亦应通过操作区分开；同类病例同类治疗方式，但病例个体特征不同，还应该通过年龄、并发症和合并症、出生体重等因素区分开，最终形成DRG组。具体分组理念见图1-4。

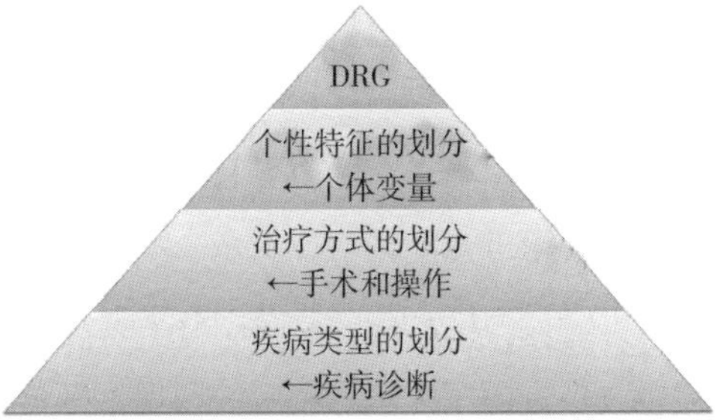
DRG
个性特征的划分
←个体变量
治疗方式的划分
←手术和操作
疾病类型的划分
←疾病诊断

图 1-4　国家医保局 DRG 分组理念

（五）CHS-DRG监管考核指标体系

在实施DRG 付费的过程中，为了保障DRG 付费能够可持续的运行，避免并遏制可能存在的医疗机构选择轻病患者住院、推诿重病患者、升级诊断和服务不足等现象，保证参保居民受益水平，国家医保局建立了相应的DRG 付费监管考核制度和指标考核体系。

国家医保局DRG考核监管指标主要内容包括组织管理和制度建设、病案质量、医疗服务能力、医疗行为、医疗质量、资源效率、费用控制和患者满意度等。考核办法以客观资料查阅、复核、随访为主，把日常考核与定期考核有机结合。日常考核以医保经办机构平时工作中收集的违规记录为主，定期考核由医保经办机构组织人员全面实施考核。在常规监测的基础上，国家医保局将每半年或一年对DRG 付费改革的实施效果进行周期性评价，从医保住院医药费用的整体情况、医疗行为的改变、医疗质量的保证和参保患者的受益程度和满意度等不同维度进行评价，综合、全面和真实地反映支付方式改革的整体效果。

（六）国家医保局CHS-DRG下一步工作重点

国家医疗保障局成立DRG付费国家试点工作组技术指导组（以下简称“技术指导组”），设在北京市医疗保障局。技术指导组将组织DRG付费国家试点专家组对省级、试点城市医保部门的骨干人员和核心专家进行培训。在未来几年，国家医保局将致力于推动CHS-DRG在全国各地的应用，不断完善相关基础软硬件基础条件建设，推进国家医保局制定的医保疾病诊断和手术操作、医疗服务项目、药品、医用耗材、医保结算清单等5项信息业务编码标准落地，开展医保信息系统数据库动态维护、编码映射和有关接口改造等工作，做好相应的信息系统建设以及人员培训、监测评估、智能监测等工作。同时，国家医保局将加快推进与DRG付费国家试点有关的信息系统改造工作，完善方案设计、招标、采购、部署等重点环节的实施和监督，提高数据管理能力。

第四节 DRG国内外比较

各国DRG系统设计略有不同。英国和荷兰通过自主研发形成，德国、法国则通过引入美国、澳大利亚的DRG系统后进行本土化而成。总体来看，欧洲多个国家的DRG 系统发展更加完善，具体如在病种分类上更加精细，英国 2012 年有 4 400 种，法国 2 300种，而美国仅有750种； 在支付范围上，德国将出院后 30天内再住院的仍纳入一个DRG 内； 在特殊病种处理上，法国对高值的药品、耗材，肾透析等病种进行额外补偿，对一些创新技术采用另外机制进行覆盖； 在成本数据测算上，英国将所有 NHS 系统医院纳入进行测算，为保证数据质量，德国拨付专项经费进行支撑。

采用“结构—过程—结果” 模型来看，我国医疗服务系统同欧美典型国家均有明显差异，这导致我国DRG实践面对着与国外不同的医疗系统环境。

（1）医疗服务供给结构和筹资模式不同。从供给结构上看，欧美等国医疗系统框架设计多为初级医疗保健和住院服务，门诊和住院分开运行。初级医疗主要采用市场化设计，由家庭医生开设诊所运作。家庭医生和医院医生技术能力同质性较高。我国的医疗系统框架为社区卫生服务中心、二级医院和三级医院，服务提供以公立医院为主体，民营医院比重较低。大量优质资源，包括人员、设备、床位等均集中于三级医院，医疗资源供给数量和质量呈现倒金字塔分布，与典型发达国家基层拥有大量优质医疗资源截然不同。我国各级医院提供的服务均涵盖门诊和住院服务，社区卫生服务中心家庭医生的数量较少，家庭医生同二级医院、三级公立医院的技术能力差异明显。从筹资结构看，多数发达国家通过税收和社会保险，以及针对特殊人群的安全网设计，均基本实现了医疗保障的全覆盖，且保障水平也较高。我国医疗保障体系以职工基本医疗保险、城乡居民基本医疗保险为主体，城乡医疗救助制度、商业健康保险为补充的医保制度体系，覆盖率已达 98% 以上，但现行的公费医疗、城镇职工、城乡居民保障差距明显，不同医保体系仍未有效统一。

（2）医疗服务运作机制不同。欧美等国以家庭医生为主体的 “守门人” 模式为主流，多个国家通过建立强制或激励约束机制来引导分级诊疗。尽管美国仍以自由就医制度为主体，但居民多以首诊看家庭医生，医疗秩序较好，且不同层次、不同地区的医生专科水平差距不大，医生执业准入要求严格，社会地位高。我国近年来通过医保支付杠杆、强制实施和医联体建设，逐步引导形成分级诊疗的就医秩序，加强家庭医生培养和能力建设，但医疗秩序仍尚未有效扭转，居民对基层医师不信任等问题突出。

（3）居民医疗负担差异明显。我国公立医院政府补助不足，医疗收费价格的畸形导致医院行为的扭曲，医院需要通过扩张规模、购买大型医疗设备、开高精尖检查等手段从患者身上获取利益，药品、耗材价格虚高。典型发达国家的医疗系统大多数都由政府进行补助，社会筹资水平较高，医疗保障体系设计完善，医疗价格能很好地体现医务人员劳务价值。尽管我国卫生总费用比例较低，比典型发达国家低至少4个百分点，但患者个人负担比例仍较高，“看病贵”问题突出。

目前主流DRG体系以美国AP-DRG，澳大利亚AR-DRG为代表，我国则以已经运行多年的北京BJ-DRG为代表（目前国家医保局版的DRG仍未实施），有关三种DRG体系的对比具体见表1-3。

表1-3 美国、澳大利亚和中国病例组合系统的特征总结

指标	美国	澳大利亚	中国
主要分类标准	初步诊断二次诊断操作程序/主要诊断	初步诊断二次诊断操作程序/主要诊断/设有显著意义或程序	操作/疾病诊断/手术年龄/并发症
服务过程中初步登记时间	患者出院	患者出院	患者出院

（续表）

指标	美 国	澳大利亚	中国
初步登记后修改的可能性	不可以	不可以	可以
服务类型	急诊住院服务	急诊住院服务	住院服务
编码者的报酬	不依赖于DRG分类结果	不依赖于DRG分类结果	不依赖于DRG分类结果
医院所有权	营利/非营利	营利/非营利	公立/私立

三个版本 DRG 相比较有以下几点不同：

（1）美国AP-DRG 和 北京BJ-DRG 有 25 个 MDC，而澳大利亚AR-DRG有23个MDC，因为澳大利亚AR-DRG 将 HIV 感染病例和其他传染病、寄生虫感染病例同时归入同一个 MDC 中（MDC18），同时将多发严重创伤、中毒病例、伤害一并归入MDC21中，而美国AP-DRG和北京BJ-DRG 中 HIV 感染病例和多发创伤病例分别是两个独立的 MDC。

（2）DRG 使用 ICD 作为基础，但实际应用时一般以世界卫生组织的 ICD 为基础创建本土化的临床版本。美国 AP-DRG 使用的是 ICD-9-AM；澳大利亚 AR-DRG使用的是 ICD-10-AM；而北京 BJ-DRG诊断编码使用的是 ICD-10-BM，操作编码使用的是 ICD-9-BM。

（3）美国 AP-DRG 将 DRG 分为内科类和外科类，而澳大利亚 AR-DRG 和北京 BJ-DRG 将 DRG 分为内科类和外科类外，还将非手术室手术的病例单列为一类 DRG。

（4）在针对CC分级方面，美国AP-DRG所有的DRG使用同一张CC表，CC分为没有CC、一般CC和严重CC三个级别；澳大利亚AR-DRG的不同DRG有不同的CC表，CC分为没有CC、中度CC、严重CC和极重度CC四个级别。北京BJ-DRG基于美国AP-DRG和澳大利亚AR-DRG进行了取长补短：在MDC分类上，选取了美国26个MCD更为全面的分类方式；在大块分区上，则选择了澳大利亚方式，即内科组DRG、外科组DRG和非手术室手术类DRG的分区方式；在编码设计上，则沿用了两国的四位码的编码方式，但在设计规则上又独具特色。

美国2015年开始使用适用于临床的疾病和有关健康问题的国际统计分类临床版（international classification of diseases clinical modification of 10th，ICD-10-CM）和手术操作分类（international classification of diseases 10th revision procedure coding system，ICD-10-PCS）应用于DRG。2006年底至2007年初，WHO决定开发国际健康干预分类（international classification of health interventions，ICHI）。而澳大利亚ICHI大部分源于《澳大利亚健康干预分类（ACHI）》，这是澳大利亚版ICD-10的一部分，而ACHI基本上是基于ICD-10和ICD-9-CM美国扩增版而创建的。以上两个版本的操作编码代表了国外主流的两种编码方式，其中ICD-10-PCS覆盖范围更广、ICHI则更为基础，ICD-9-CM3的临床适用性最强。

尽管各个国家的DRG版本都结合各国特点有本土化设计，但总体而言，分组逻辑和方法大体相近，可以归类为以下分类策略：先将病例按照主要诊断进行分类，形成以解剖和生理系统为主要分类特征的MDC[①]；然后综合考虑主要诊断和主要操作，将病例细分为ADRG[②]；第三步是综合考虑病例的其他个体特征、并发症和合并症，将ADRG细分为DRG。MDC划分的过程通常只使用主要诊断编码，从MDC到ADRG的过程则会同时使用主要诊断编码和主要操作编码，而从ADRG到DRG这个过程则会用到其他诊断和操作，以及反映病例个体特征的其他变量。因此，DRG分组过程本身对病案首页的数据质量，尤其是编码的数据质量要求极高。

综合分析世界主要国家实施DRG的情况可以看出，实施DRG需要“一揽子”配套政策，包括政策法规体系、组织机构体系、监督评估体系和数据信息支撑体系等。其中组织机构体系包括行政管理机构，执行实施机构和研究机构。从国际上看，行政管理机构主要是制定规则和监督执行，并不直接参与具体的业务环节，如德国的卫生部。执行实施机构在DRG的实施过程中大都处于主体地位，但各国的情况不尽相同，主要差异在于是政府机构主导实施还是社会机构主导。研究机构主要承担DRG的相关编码、分组等的研究，如德国疾病诊断相关组研究院。主要的政策法规体系包括医师管理制度、医药定价制度、三方谈判协商制度，及临床诊断治疗检查规范和标准等，政策法规是DRG能够顺利实施的前提。专业评估监督体系，是独立于政府和三方（医疗

① MDC指主要诊断按解剖系统及其他大类目进行分类的结果。

② ADRG是指主要诊断或主要操作相同的病例。或从分类过程上看，指只利用主要诊断和操作进行分类，而未考虑病例个体特征、并发症和合并症的病例类别。1个ADRG中包含1个或以上的DRG。

保险、医疗机构、药品生产流通机构），经国家有关部门注册认可的机构，如会计师事务所、审计机构、法律服务事务所，以及相关专业委员会。需要成立由政府部门代表、医药机构代表、医疗保险机构代表和居民代表组成的监督委员会等。数据信息支撑系统，包括疾病诊断相关组数据库系统、医疗机构医药进销存数据库系统、住院患者住院信息数据库、医疗服务成本效益数据、诊断编码数据库，以及相应的处理程序等。

近几十年来，全球医疗保健系统正在转型为全民健康保险，陆续推行按病种付费、总额预算以及DRG等支付方法来管控飞速增长的医疗费用。绝大多数国家的医院都面临着日渐增大的运营管理压力，对患者的服务模式也需要发生改变，管理式照护模式的重要性日益凸显。DRG 通过“风险调整”可以较好地区分医疗服务的特点，使得医疗机构管理者能够利用有限的精力较为全面和准确地把握不同医疗服务的特征、医疗服务提供者的绩效以及医疗资源消耗的具体情况，还可应用于费用支付、服务单位绩效评价，也可以使用它进行预算管理、资源分配和绩效管理政策的制定。在中国医改不断深化的今天，中国未来势必全面推行DRG试点和改革。

我国目前已经开始在很多地方进行DRG试点，但是我国目前的卫生体制和技术支撑环境对于建立和实施DRG付费制度来说还不够成熟，与国外的成功经验相比还存在着若干不足：①缺乏保障DRG实施的法律法规或规章制度；②医疗机构价格制定体系存在不完善之处；③对公立医院的补偿不足，无法满足公立医院的健康发展；④医院现行的成本核算体系与按病种成本核算体系还有一定的差距；⑤体现医务人员劳务价值的收费项目仍然不合理；⑥临床诊疗规范、疾病诊断编码一定程度上阻滞了病种付费制度的迅速平稳发展；⑦各地区医疗系统孤岛效应突出，不同地区收费、信息接口、软件兼容性等软硬件配套未能进行有效整合统一。

虽然存在诸多差距，但国外DRG体系也是在实践中慢慢完善而成，每个国家也并不是在所有条件成熟后才引进和建立实施DRG，大都是以某一个国家的DRG为蓝本，结合本国实际情况，从试点到推广，最终建立符合各国特色的DRG支付系统。

2019年10月，国家医保局出台了医保局版本DRG，制定了统一的分组体系和DRG标准，开始努力要求对现行的人员管理、信息系统及病案质量等多方面软硬件基础条件进行统一，但是各地信息系统和人员建设并不仅仅涉及医保局，还涉及地方财政、卫健委、发改委等多部门。由于各地收费水平、经济水平、疾病流行病学等众多软硬件条件的巨大差异，短期内全国进行DRG支付的各种条件仍然不够成熟，但是在目前大范围的试点实践总结过程中，中国结合中国国情也能建立一套适合自己的DRG支付体系，相信在不久的将来，中国将全面铺开DRG改革。

本章作者（杨坚　李璇　赵宇）

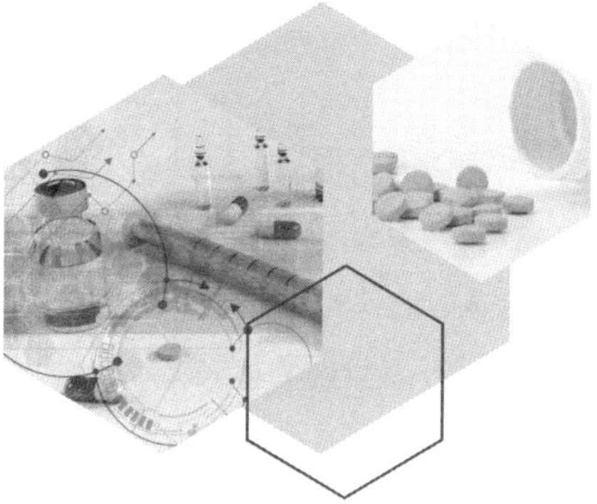

第二章 住院病案首页准确填报与DRG

DRG是根据疾病诊断、年龄、合并症、并发症、治疗方式、病症严重程度及转归等因素，将患者分入若干诊断组进行管理的体系。其中疾病诊断、年龄、合并症、并发症、治疗方式、病症严重程度及转归等数据，均已汇聚在住院病案首页中，换句话说，住院病案首页是DRG分组的基础，住院病案首页填写是否准确和完整，将直接影响DRG分组结果。

第一节 住院病案首页和国际疾病分类

一、住院病案首页

住院病案首页是医务人员使用文字、符号、代码、数字等方式，将患者的基本情况、住院医疗及诊断情况、住院医疗经费等信息精炼汇总在特定的表格中，形成的病例数据摘要。住院病案首页不但是病历内容之一以外，还是我国法定卫生数据统计报表（卫健统4-1、卫健统4-2），是国家卫生统计数据主要来源之一。根据《国家卫生统计调查制度》要求，医疗机构需要按时向相关卫生管理部门上报住院病案首页数据。

为逐步提高医疗机构科学化、规范化、精细化、信息化管理水平，加强医疗质量管理与控制工作，完善病案管理，国家卫生管理部门早在1990年就制订了全国统一版本的住院病案首页；

为了适应我国卫生事业发展，2001年，原卫生部更换第二版全国统一病案首页；最新一版住院病案首页为原卫生部在2012年11月1日修订，并要求全国医疗机构2012年1月1日起启用，此次修订后，住院病案首页共有116个项目，包括患者基本信息、住院过程信息、诊疗信息、费用信息，如图2-1（a）和图2-1（b）所示。

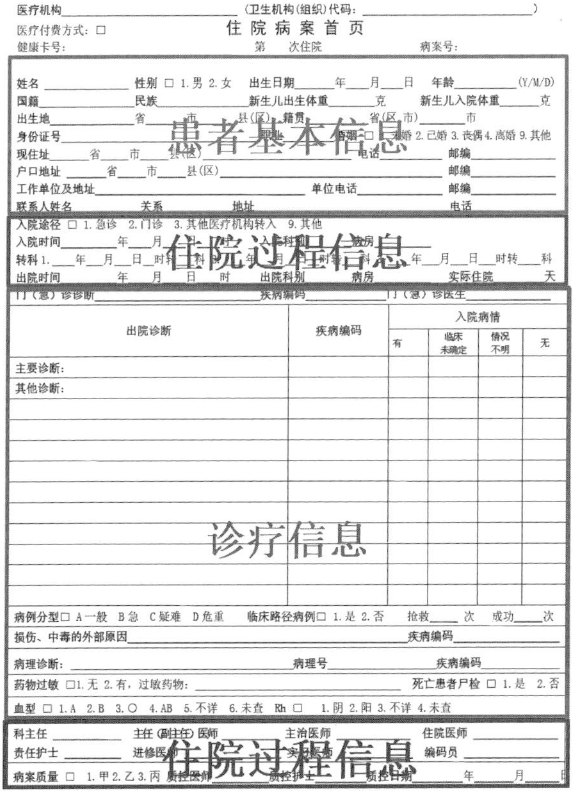
医疗机构______（卫生机构(组织)代码：______）
医疗付费方式：□　住院病案首页
健康卡号：　第　次住院　病案号：

患者基本信息
姓名______ 性别 □ 1.男 2.女 出生日期____年__月__日 年龄____(Y/M/D)
国籍______ 民族______ 新生儿出生体重____克 新生儿入院体重____克
出生地____省____市____县(区) 籍贯____省(区、市)____市
身份证号______ 职业____ 婚姻 □ 1.未婚 2.已婚 3.丧偶 4.离婚 9.其他
现住址____省____市____县(区)______ 电话____ 邮编____
户口地址____省____市____县(区)______ 邮编____
工作单位及地址______ 单位电话____ 邮编____
联系人姓名____ 关系____ 地址____ 电话____

住院过程信息
入院途径 □ 1.急诊 2.门诊 3.其他医疗机构转入 9.其他
入院时间____年__月__日__时 入院科别____ 病房____
转科 1.____年__月__日__时转____科 2.____年__月__日__时转____科
出院时间____年__月__日__时 出院科别____ 病房____ 实际住院____天

诊疗信息
门（急）诊诊断______ 疾病编码____ 门（急）诊医生____

出院诊断	疾病编码	入院病情			
		有	临床未确定	情况不明	无
主要诊断：					
其他诊断：					

病例分型□ A一般 B急 C疑难 D危重 临床路径病例□ 1.是 2.否 抢救____次 成功____次
损伤、中毒的外部原因______ 疾病编码____
病理诊断：______ 病理号____ 疾病编码____
药物过敏 □1.无 2.有，过敏药物：______ 死亡患者尸检 □ 1.是 2.否
血型 □ 1.A 2.B 3.O 4.AB 5.不详 6.未查 Rh □ 1.阴 2.阳 3.不详 4.未查

住院过程信息
科主任____ 主任(副主任)医师____ 主治医师____ 住院医师____
责任护士____ 进修医师____ 实习医师____ 编码员____
病案质量 □ 1.甲 2.乙 3.丙 质控医师____ 质控护士____ 质控日期____年__月__日

图 2-1（a） 住院病案首页

手术及操作日期	手术及操作名称	手术级别	手术及操作医师			切口/愈合	择期手术	麻醉方式	麻醉医师	手术操作
			术者	Ⅰ助	Ⅱ助					
						/				
						/				
						/				
						/				
						/				
						/				
						/				
						/				

诊疗信息

离院方式 □ 1. 医嘱离院　2. 医嘱转院，拟接收医疗机构名称：______
3. 医嘱转社区卫生服务机构/乡镇卫生院，拟接收医疗机构名称：______ 4. 非医嘱离院 5. 死亡 9.

是否有出院 31 天内再住院计划 □ 1. 无 2. 有，目的：______

颅脑损伤患者昏迷时间：入院前____天____小时____分钟　入院后____天____小时____分钟

住院过程信息

住院费用（元）：总费用______（自付金额：______）

1. 综合医疗服务类：	（1）一般医疗服务费：______　（2）一般治疗操作费：______ （3）护理费：______　（4）其他费用：______
2. 诊断类：	（5）病理诊断费：______　（6）实验室诊断费：______ （7）影像学诊断费：______　（8）临床诊断项目费：______
3. 治疗类：	（9）非手术治疗项目费：______（临床物理治疗费：______） （10）手术治疗费：______（麻醉费：______ 手术费：______）
4. 康复类：	（11）康复费：______
5. 中医类：	（12）中医治疗费：______
6. 西药类：	（13）西药费：______（抗菌药物费用：______）
7. 中药类：	（14）中成药费：______　（15）中草药费：______
8. 血液和血液制品类：	（16）血费：______（17）白蛋白类制品费：______（18）球蛋白类制品费： （19）凝血因子类制品费：______（20）细胞因子类制品费：______
9. 耗材类：	（21）检查用一次性医用材料费：______（22）治疗用一次性医用材料费： （23）手术用一次性医用材料费：______
10. 其他类：	（24）其他费：______

费用信息

说明：（一）医疗付费方式　1. 城镇职工基本医疗保险　2. 城镇居民基本医疗保险　3. 新型农村合作医疗
4. 贫困救助　5. 商业医疗保险　6. 全公费　7. 全自费　8. 其他社会保险　9. 其他
（二）凡可由医院信息系统提供住院费用清单的，住院病案首页中可不填写“住院费用”，但必须按首页
用分类提供电子数据。

图 2-1（b）　住院病案首页

二、国际疾病分类

在三个全国统一版本的住院病案首页里，疾病编码和手术操作编码一直都是使用国际疾病分类（international classification of diseases，ICD）编码，因为ICD是世界卫生组织要求各成员国在卫生统计中共同采用的对疾病、损伤和中毒进行编码的标准分类方法，是目前国际上通用的疾病分类方法。它将一个疾病或一组疾病转换成字母和数字形式的代码，来实现数据贮存、检索、分析和应用，从而达到国内乃至国际交流的目标。ICD 自第六次

修订以后，加入了对医院疾病的分类，也因此受到世界各国的支持与欢迎，在以后的修订演变中，特别是从第九次修订起，更加照顾到了医院疾病统计、医疗管理和医疗付款等方面的需要，这种演变拓宽了ICD 的用途。

目前，广泛使用的是国际疾病分类第十次修订版，简称ICD-10。国际疾病分类ICD 是过去名称的沿用，现在的译名全称为“疾病和有关健康问题国际统计分类”，它涉及疾病、损伤和健康问题的分类，共22 章内容。作为一个分类系统，它的基本要求是分类准确与完整，以及科学性、适用性和可操作性。ICD-10的类目独立、相互排斥、互不包括，它做到了一个疾病只能分类到一处，只有一个编码。ICD-10 能包括所有分类对象，所有的医疗事件都能找到相应的编码，当然，索引条目是有限的，索引中没有列出的疾病还要依靠分类原则归类。ICD-10能够反映当前医学科学的认识水平，其对疾病的分类符合当前医学的发展，与当前医学分类相适应。由于ICD-10 扩展了应用范围，除主要用于疾病、死亡和有关健康问题的统计，还考虑到了医疗、研究、教学和医院管理的需要，而且考虑到医疗经费的控制和管理的需要，因此ICD-10 由原来ICD-9 的1 132 个类目（包括外因编码）扩展到2 036 个类目，第二版的类目扩展到2 044个，实用性及适用性更强。ICD-10 的索引条目增加了近万条，比较容易操作，当然，熟练掌握ICD-10 的分类方法还是需要培训，需要许多相关知识的支持。

国际疾病分类是分类的国际标准，也是各国进行卫生信息交流的基础，但是国际疾病分类不是疾病命名的标准，国际上是由国际疾病命名法（international name of diseases，IND）负责疾病名称标准化的工作，在ICD 中已经尽可能地优先采用了IND 的术语。因此，临床医师书写疾病诊断时可以参考ICD-10 中的疾病诊断，但不能要求完全按照ICD-10 书写诊断，同样的，在进行住院病案首页数据上报时，不能完全按照临床医师填写的疾病诊断及编码进行上报，必须按照病案科编码员审核编写的诊断及编码进行上报。

第二节 主要诊断和主要手术

除了临床诊断名称和疾病分类诊断名称的差异之外，老版临床诊断教科书上诊断填写顺序与病案首页填写规范的要求也存在一定不同，导致首页填写容易出现错误。特别是主要疾病诊断和手术及操作的填写与编码，更加是住院病案首页填写的重点和难点，而在DRG分组逻辑中，它们直接影响病例的MDC分组与ADRG分组，填写错误会给医院造成巨大的损失。

一、主要诊断

主要诊断是指经综合考虑确定的导致患者本次住院就医的主要原因。该原因可以是疾病、损伤、中毒、体征、症状、异常发现，也可以是其他影响健康状态的因素。根据《住院病案首页数据填写质量规范（暂行）》（下简称《首页填写规范》）要求，主要诊断选择原则如下：

1. 主要诊断一般是患者住院的理由，原则上应选择本次住院对患者健康危害最大、消耗医疗资源最多、住院时间最长的疾病诊断。

病例：患者男童，5岁，以头痛10天加重伴发热、呕吐5天入院，既往有法洛氏四联症病史。查体颈项强直，克氏征可疑阳性，脑脊液检查为无菌性炎性改变，考虑为病毒性脑膜炎。经脱水降颅压、抗病毒治疗，2周后症状缓解治愈出院。本例具有病毒性脑膜炎典型的临床表现，诊断明确，治疗有效，主要诊断选择本次住院的理由。

主要诊断：病毒性脑膜炎 A87.900

其他诊断：法洛氏四联症 Q21.300

2. 病因诊断能包括疾病的临床表现，则选择病因诊断作为主要诊断。

病例：患者中年男性，以反复发热伴畏寒、寒战10余天入院，入院后查血常规及其他炎症指标明显升高，血培养检测为肺炎克雷伯菌感染，住院治疗期间出现脓毒性休克。诊断肺炎克雷伯菌败血症、脓毒性休克。后依据血培养药敏结果抗感染治疗，病愈出院。有明确的血培养结果，败血症诊断明确，脓毒性休克只是肺炎克雷伯菌败血症的临床表现，故以病因诊断为主要诊断。

主要诊断：肺炎克雷伯菌败血症 A49.813

其他诊断：脓毒性休克 A41.900x003

3. 以手术治疗为住院目的的，则选择与手术治疗相一致的疾病作为主要诊断。

病例：患者女性，22岁，主因鼻塞3年，以慢性鼻窦炎、鼻中隔偏曲收入院，入院后行鼻内镜下鼻中隔矫正术，根据主要诊断与主要手术一致的原则，选择鼻中隔偏曲为主要诊断。

主要诊断：鼻中隔偏曲 J34.200

其他诊断：慢性鼻窦炎 J32.900

手术操作：鼻内镜下鼻中隔矫正术 21.5x00x004

4. 以疑似诊断入院，出院时仍未确诊，则选择临床高度怀疑、倾向性最大的疾病诊断作为主要诊断。

病例：患者女性，38岁，主因发热伴皮疹2周收入院，既往有高血压病史1年。入院后完善免疫学自身抗体检测等相关检查，仍未能明确诊断，对症治疗后病情好转出院。依据本患者病史、症状不能排除系统性红斑狼疮的可能，但相关特异性检查不支持，故选择系统性红斑狼疮可能性大为主要诊断。

主要诊断：系统性红斑狼疮可能性大 M32.900

其他诊断：原发高血压病 I10.x00x002

5. 因某种症状、体征或检查结果异常入院，出院时诊断仍不明确，则以该症状、体征或异常的检查结果作为主要诊断。

病例：患者女童，3岁，因发作性抽搐2小时急诊入院，体温正常。入院后给予对症治疗，症状缓解，转入专科医院进一步治疗。患者因抽搐入院，入院时间短，原因不清，故选择抽搐原因待查为主要诊断。

主要诊断：抽搐原因待查 R56.800x001

6. 疾病在发生发展过程中出现不同危害程度的临床表现，且本次住院以某种临床表现为诊治目的，则选择该临床表现作为主要诊断。疾病的临终状态原则上不能作为主要诊断。

病例：患者女性，66岁，因间断喘憋、下肢水肿10余年加重3天，以心功能不全收入院。既往风湿性心脏病30年、冠状动脉粥样硬化性心脏病10余年。入院后给予抗心力衰竭治疗，病情好转出院。患者既往风湿性心脏病、冠心病史明确，此次住院的治疗目的为心力衰竭，故主要诊断应为慢性心力衰竭急性加重。

主要诊断：慢性心力衰竭急性加重 I50.900x018

7. 本次住院仅针对某种疾病的并发症进行治疗时，则该并发症作为主要诊断。

病例：患者男性，51岁，因呕血1天住院，既往肝硬化病史10年，给予胃镜下硬化剂治疗后病情缓解出院。依据患者入院后主要治疗肝硬化的并发症——食管胃底静脉曲张破裂出血，则选择该并发症为主要诊断。

主要诊断：食管胃底静脉曲张破裂出血 I86.800x014

其他诊断：肝硬化 K74.100

门脉高压 K76.600

8. 住院过程中出现比入院诊断更为严重的并发症或疾病时，按以下原则选择主要诊断：

（1）手术导致的并发症，选择原发病为主要诊断。

（2）非手术治疗或出现与手术无直接相关性的疾病，按第一条选择主要诊断。

病例1：患者女性，53岁，因B超发现子宫肌瘤2月入院。入院后行子宫肌瘤剔除术，术后第2天出现腹胀不缓解，CT检查提示有腹壁疝伴小肠梗阻，考虑为手术并发症，行腹壁切口疝修补术，术后患者病情平稳出院。依据患者入院目的是择期手术治疗子宫肌瘤，术后虽然出现手术并发症并给予手术治疗，仍应选择原发疾病作为主要诊断。

主要诊断：子宫平滑肌瘤 D25.900

其他诊断：切口疝伴小肠梗阻 K43.003

手术日期及名称：

2015年3月2日　子宫平滑肌瘤剔除术

2015年3月6日　腹壁切口疝修补术

病例2：患者男性，80岁，因发热、咳嗽、咳痰4天，加重伴喘憋1天以肺炎收入院。既往多种基础疾病，入院后痰培养检测为金黄色葡萄球菌感染，血气分析提示Ⅱ型呼吸衰竭，给予抗感染、平喘等药物，以及有创呼吸机辅助通气，病情无改善，并出现急性前壁心肌梗死，给予保守治疗，后病情加重，治疗无效死亡。按照主要诊断选择原则，选择金黄色葡萄球菌肺炎为主要诊断。

主要诊断：金黄色葡萄球菌肺炎 J15.200

其他诊断：Ⅱ型呼吸衰竭 J96.900x003

急性前壁心肌梗死 I21.001

9. 肿瘤类疾病按以下原则选择主要诊断：

（1）本次住院针对肿瘤进行手术治疗或进行确诊的，选择肿瘤作为主要诊断。

病例：患者男性，76岁，因确诊胃癌4月入院。入院前行5次化疗。本次住院行胃癌根治术，手术后患者病情好转出院。本次住院针对肿瘤行手术治疗，主要诊断为肿瘤。

主要诊断：胃腺癌 C16.900 M81400/3

其他诊断：低蛋白血症 E77.801

（2）本次住院针对继发肿瘤进行手术治疗或进行确诊的，即使原发肿瘤依然存在，选择继发肿瘤为主要诊断。

病例：患者男性，56岁，因头痛、恶心、呕吐1周入院。既往肺癌术后5年病史。头部CT提示颅内占位性病变，临床考虑肺癌脑转移，入院后行开颅手术治疗，证实为肺癌脑转移，手术后患者病情好转平稳出院。本例住院针对继发肿瘤进行手术治疗，则主要诊断选择继发肿瘤。

主要诊断：肺癌脑转移 C79.300x002 M80000/6

其他诊断：肺癌术后 C34.900x001 M80000/3

（3）本次住院仅对恶性肿瘤进行放疗或化疗的，选择恶性肿瘤放疗或化疗为主要诊断。

病例：患者女性，卵巢浆液性乳头状囊腺癌诊断明确，既往住院已行手术治疗，本次住院按计划返院化疗。本次住院行放疗或化疗不能只写“肿瘤”，也不能写“放疗或化疗后”，建议多程化疗的注明本周期化疗次数。

主要诊断：卵巢浆液性乳头状囊腺癌Ic期G2术后第4次化疗 Z51.102

其他诊断：卵巢浆液性乳头状囊腺癌术后 C56.x00 M84500/3

（4）本次住院针对肿瘤并发症或肿瘤以外的疾病进行治疗的，选择并发症或该疾病为主要诊断。

病例：患者女性，81岁，主因结肠癌术后半月，头晕、乏力

2天入院。住院后血常规提示中度贫血，给予输血等对症治疗后好转出院。患者因中度贫血入院治疗，给予输血等纠正贫血，选择中度贫血为主要诊断。

主要诊断：中度贫血 D64.902

其他诊断：结肠癌术后 C18.900 M80000/3

10. 产科的主要诊断应选择产科的主要并发症和合并症。没有并发症和合并症的，主要诊断应由妊娠、分娩情况构成，包括宫内妊娠周数、胎数（G）、产次（P）、胎方位、胎儿和分娩情况等。

病例1：因胎儿相对头盆不称，活跃期停滞，持续性枕后位，入院行子宫下段横切口剖宫产。本例选择产时并发症为主要诊断。

主要诊断：持续性枕后位梗阻分娩 O64.002

其他诊断：剖宫产（孕40周孕1产1） O82.100

单胎活产 Z37.000x001

病例2：患者因重度子痫前期，入院行子宫下段横切口剖宫产。选择产前并发症为主要诊断。

主要诊断：重度子痫前期 O14.100

其他诊断：剖宫产（孕41周孕1产1） O82.100

单胎活产 Z37.000x001

11. 多部位损伤，以对健康危害最大的损伤或主要治疗的损伤作为主要诊断。

病例：患者约于18天前骑摩托车摔倒，致头部及全身多处外伤，伤后即出现意识障碍，急诊行开颅血肿清除+颅骨整复术，选择颅骨骨折为主要诊断。

主要诊断：颅骨骨折 S02.900x002

其他诊断：颧骨骨折 S02.401

骑摩托车摔倒 V28.x00

12．多部位灼伤，以灼伤程度最严重部位的诊断为主要诊断。在同等程度灼伤时，以面积最大部位的诊断为主要诊断。

病例：患者于1周前工作时不慎被热塑枪伤及左手食指与手腕，当时剧烈疼痛，无丧失意识，予切开取出异物，创面包扎，抗感染对症处理，患指创面皮肤坏死，淤黑，部分指骨外露。食指烧伤程度更严重，选择手食指三度烧伤为主要诊断。

主要诊断：左手食指三度烧伤 T23.300x006

其他诊断：左手手腕二度烧伤 T23.200x002

热塑枪烧伤 X17.x00

13．以治疗中毒为主要目的的，选择中毒为主要诊断，临床表现为其他诊断。

病例：患者4天前晚上使用煤气热水器洗澡，约半小时后被家属发现倒地于浴室，神志不清，后转昏迷，呼之不应，予脱水，高压氧治疗，选择一氧化碳中毒为主要诊断。

主要诊断：一氧化碳中毒 T58.x00x001 X47.x00

其他诊断：昏迷 R40.200

二、主要手术

手术及操作名称一般由部位、术式、入路、疾病性质等要素构成。多个术式时，主要手术首先选择与主要诊断相对应的手术。

1．一般是技术难度最大、过程最复杂、风险最高的手术，应当填写在首页手术操作名称栏中第一行。

病例：患者男性，65岁，因胸闷、胸痛入住心内科病区。入院冠状动脉造影术，诊断冠心病（左主干+三支病变），病变血管严重，建议进行外科搭桥。未见手术禁忌，于2018年7月6日全麻CPB下行主动脉—冠状动脉搭桥术。搭桥术难度更大、过程更复杂、风险更高，故主动脉—冠状动脉搭桥术作为主要手术。

主要诊断：冠心病（左主干+三支病变） I25.103

手术日期及手术名称：

2018年7月6日　主动脉—冠状动脉搭桥术 36.1000x001

2018年7月1日　冠状动脉造影术 88.5500

2．既有手术又有操作时，按手术优先原则，依手术、操作时间顺序逐行填写。

病例：患者因2型糖尿病肾病血液透析治疗入住肾内科，期间发现患者视力不佳，经眼科会诊后确诊2型糖尿病视网膜病变，影响生活，有手术指正，转眼科行玻璃体切割术+视网膜激光治疗。既有手术又有操作时，按手术优先原则填写主要手术，其他操作按时间顺序逐行填写。

主要诊断：2型糖尿病视网膜病变 E11.301+H36.0*

其他诊断：2型糖尿病肾病 E11.201+N08.3*

2型糖尿病伴有多个并发症 E11.700x033

手术日期及名称：

2018年4月8日　玻璃体切割术+视网膜激光治疗　14.7401 14.5400x001

2018年4月6日　血液透析 39.9500

3. 仅有操作时，首先填写与主要诊断相对应的、主要的治疗性操作（特别是有创的治疗性操作），后依时间顺序逐行填写其他操作。

病例：患者男性，46岁，因腹痛腹胀伴消瘦2周入院。入院后完善相关检查，饮食指导，并于2018年9月3日行胃肠镜检查及内镜下结肠息肉切除术。该病例仅有操作，而结肠息肉切除为有创的治疗性操作，故作为主要手术。

主要诊断：结肠息肉 K63.500

其他诊断：慢性浅表性胃炎伴糜烂 K29.300

手术日期及名称：

2018年9月3日　结肠息肉切除，经肠镜 45.4201

2018年9月3日　胃活组织检查，经胃镜 44.1401

第三节 住院病案首页部分项目填写说明

除了诊断和手术操作编码以外，住院病案首页剩下的数据也是相当重要的，上级管理部门在获取医院住院病案首页数据时，往往是全首页数据，而不是单独的ICD编码数据，这就意味着其他数据填错或不完整时，也同样影响DRG分组。根据最新版病案首页内容及其要求，部分项目填写说明如下：

1．“医疗机构”指患者住院诊疗所在的医疗机构名称，按照《医疗机构执业许可证》登记的机构名称填写。组织机构代码目前按照WS218-2002卫生机构（组织）分类与代码标准填写，代码由8位本体代码、连字符和1位检验码组成。

2．医疗付费方式分为：①城镇职工基本医疗保险；②城镇居民基本医疗保险；③新型农村合作医疗；④贫困救助；⑤商业医疗保险；⑥全公费；⑦全自费；⑧其他社会保险；⑨其他。应当根据患者付费方式在“□”内填写相应阿拉伯数字。其他社会保险指生育保险、工伤保险、农民工保险等。

3．健康卡号：在已统一发放“中华人民共和国居民健康卡”的地区填写健康卡号码，尚未发放“健康卡”的地区填写“就医卡号”等患者识别码或暂不填写。

4．“第N次住院”指患者在本医疗机构住院诊治的次数。

5．病案号：指本医疗机构为患者住院病案设置的唯一性编码。原则上，同一患者在同一医疗机构多次住院应当使用同一病案号。

6．年龄：指患者的实足年龄，为患者出生后按照日历计算的历法年龄。年龄满1周岁的，以实足年龄的相应整数填写；年龄不足1周岁的，按照实足年龄的月龄填写，以分数形式表示：分数的整数部分代表实足月龄，分数部分分母为30，分子为不足1个月的天数。

7．从出生到28天为新生儿期。出生日为第0天。产妇病历应当填写“新生儿出生体重”；新生儿期住院的患儿应当填写“新生儿出生体重”“新生儿入院体重”。“新生儿出生体重”指患儿出生后第一小时内第一次称得的重量，要求精确到10克；“新生儿入院体重”指患儿入院时称得的重量，要求精确到10克。

8. 出生地：指患者出生时所在地点。

9. 籍贯：指患者祖居地或原籍。

10. 身份证号：除无身份证号或因其他特殊原因无法采集者外，住院患者入院时要如实填写18位身份证号。

11. 职业：按照国家标准《个人基本信息分类与代码》（GB/T2261.4）要求填写，共13种职业：“11.国家公务员；13.专业技术人员；17.职员；21.企业管理人员；24.工人；27.农民；31.学生；37.现役军人；51.自由职业者；54.个体经营者；70.无业人员；80.退（离）休人员；90.其他”。根据患者情况，填写职业名称，如：职员。

12. 婚姻：指患者在住院时的婚姻状态。可分为：“1.未婚；2.已婚；3.丧偶；4.离婚；9.其他”。应当根据患者婚姻状态在“□”内填写相应阿拉伯数字。

13. 现住址：指患者来院前近期的常住地址。

14. 户口地址：指患者户籍登记所在地址，按户口所在地填写。

15. 工作单位及地址：指患者在就诊前的工作单位及地址。

16. 联系人“关系”：指联系人与患者之间的关系，参照《家庭关系代码》国家标准（GB/T4761）填写：“1.配偶；2.子；3.女；4.孙子、孙女或外孙子、外孙女；5.父母；6.祖父母或外祖父母；7.兄、弟、姐、妹；8/9.其他”。根据联系人与患者实际关系情况填写，如：孙子。对于非家庭关系人员，统一使用“其他”，并可附加说明，如：同事。

17. 入院途径：指患者收治入院治疗的来源，经由本院急诊、门诊诊疗后入院，或经由其他医疗机构诊治后转诊入院，或其他途径入院。

18. 转科科别：如果超过一次以上的转科，用"→"转接表示。

19. 实际住院天数：入院日与出院日只计算一天，例如：2011年6月12日入院，2011年6月15日出院，计住院天数为3天。

20. 门（急）诊诊断：指患者在住院前，由门（急）诊接诊医师在住院证上填写的门（急）诊诊断。

21. 出院诊断：指患者出院时，临床医师根据患者所做的各项检查、治疗、转归以及门急诊诊断、手术情况、病理诊断等综合分析得出的最终诊断。

（1）主要诊断：指患者出院过程中对身体健康危害最大，花费医疗资源最多，住院时间最长的疾病诊断。外科的主要诊断指患者住院接受手术进行治疗的疾病；产科的主要诊断指产科的主要并发症和合并症。

（2）其他诊断：除主要诊断及医院感染名称（诊断）外的其他诊断，包括并发症和合并症。

22. 入院病情：指对患者入院时病情评估情况。将"出院诊断"与入院病情进行比较，按照出院诊断在患者入院时是否已具有，分为："1.有；2.临床未确定；3.情况不明；4.无"。根据患者具体情况，在每一出院诊断后填写相应的阿拉伯数字。

（1）"1. 有"：对应本出院诊断在入院时就已明确。例如，患者因"乳腺癌"入院治疗，入院前已经钼靶、针吸细胞学检查明确诊断为"乳腺癌"，术后经病理亦诊断为乳腺癌。

（2）“2. 临床未确定”：对应本出院诊断在入院时临床未确定，或入院时该诊断为可疑诊断。例如：患者因“乳腺恶性肿瘤不除外”“乳腺癌”或“乳腺肿物”入院治疗，因缺少病理结果，肿物性质未确定，出院时有病理诊断明确为乳腺癌或乳腺纤维瘤。

（3）“3. 情况不明”：对应本出院诊断在入院时情况不明。例如：乙型病毒性肝炎的窗口期、社区获得性肺炎的潜伏期，因患者入院时处于窗口期或潜伏期，故入院时未能考虑此诊断或主观上未能明确此诊断。

（4）“4. 无”：在住院期间新发生的，入院时明确无对应本出院诊断的诊断条目。例如：患者出现围术期心肌梗死。

23. 损伤、中毒的外部原因：指造成损伤的外部原因及引起中毒的物质，如意外触电、房屋着火、公路上汽车翻车、误服农药。不可以笼统填写车祸、外伤等。应当填写损伤、中毒的标准编码。

24. 病理诊断：指各种活检、细胞学检查及尸检的诊断，包括术中冰冻的病理结果。病理号填写病理标本编号。

25. 药物过敏：指患者在本次住院治疗以及既往就诊过程中，明确的药物过敏史，并填写引发过敏反应的具体药物，如：青霉素。

26. 死亡患者尸检：指对死亡患者的机体进行剖验，以明确死亡原因。非死亡患者应当在“□”内填写“—”。

27. 血型：指在本次住院期间进行血型检查明确，或既往病历资料能够明确的患者血型。根据患者实际情况填写相应的阿拉伯数字："1.A；2.B；3.O；4.AB；5.不详；6.未查"。如果患者无既往血型资料，本次住院也未进行血型检查，则按照"6.未查"填写。"Rh"根据患者血型检查结果填写。

28. 签名。

（1）医师签名要能体现三级医师负责制。三级医师指住院医师、主治医师和具有副主任医师以上专业技术职务任职资格的医师。在三级医院中，病案首页中"科主任"栏签名可以由病区负责医师代签，其他级别的医院必须由科主任亲自签名，如有特殊情况，可以指定主管病区的负责医师代签。

（2）责任护士：指在已开展责任制护理的科室，负责本患者整体护理的责任护士。

（3）编码员：指负责病案编目的分类人员。

（4）质控医师：指对病案终末质量进行检查的医师。

（5）质控护士：指对病案终末质量进行检查的护士。

（6）质控日期：由质控医师填写。

29. 手术及操作编码：目前按照全国统一的ICD-9-CM-3编码执行。表格中第一行应当填写本次住院的主要手术和操作编码。

30. 手术级别：指按照《医疗技术临床应用管理办法》（卫医政发〔2009〕18号）要求，建立手术分级管理制度。根据风险性和难易程度不同，手术分为四级，填写相应手术级别对应的阿拉伯数字：

（1）一级手术（代码为1）：指风险较低、过程简单、技术难度低的普通手术。

（2）二级手术（代码为2）：指有一定风险、过程复杂程度一般、有一定技术难度的手术。

（3）三级手术（代码为3）：指风险较高、过程较复杂、难度较大的手术。

（4）四级手术（代码为4）：指风险高、过程复杂、难度大的重大手术。

31. 手术及操作名称：指手术及非手术操作（包括诊断及治疗性操作，如介入操作）名称。表格中第一行应当填写本次住院的主要手术和操作名称。

32. 切口愈合等级，按表2-1要求填写：

表2-1 切口分组

切口分组	切口等级/愈合类别	内涵
0类切口		有手术，但体表无切口或腔镜手术切口
Ⅰ类切口	Ⅰ/甲	无菌切口/切口愈合良好
	Ⅰ/乙	无菌切口/切口愈合欠佳
	Ⅰ/丙	无菌切口/切口化脓
	Ⅰ/其他	无菌切口/出院时切口愈合情况不确定
Ⅱ类切口	Ⅱ/甲	沾染切口/切口愈合良好
	Ⅱ/乙	沾染切口/切口愈合欠佳
	Ⅱ/丙	沾染切口/切口化脓
	Ⅱ/其他	沾染切口/出院时切口愈合情况不确定
Ⅲ类切口	Ⅲ/甲	感染切口/切口愈合良好
	Ⅲ/乙	感染切口/切口欠佳
	Ⅲ/丙	感染切口/切口化脓
	Ⅲ/其他	感染切口/出院时切口愈合情况不确定

（1）0类切口：指经人体自然腔道进行的手术，如经胃肠镜手术、经脐单孔腹腔镜手术等。

（2）愈合等级“其他”：指出院时切口未达到拆线时间，切口未拆线或无须拆线，愈合情况尚未明确的状态。

33. 麻醉方式：指为患者进行手术、操作时使用的麻醉方法，如全麻、局麻、硬膜外麻等。

34. 离院方式：指患者本次住院出院的方式，填写相应的阿拉伯数字。主要包括：

（1）医嘱离院（代码为1）：指患者本次治疗结束后，按照医嘱要求出院，回到住地进一步康复等情况。

（2）医嘱转院（代码为2）：指医疗机构根据诊疗需要，将患者转往相应医疗机构进一步诊治，用于统计“双向转诊”开展情况。如果接收患者的医疗机构明确，需要填写转入医疗机构的名称。

（3）医嘱转社区卫生服务机构/乡镇卫生院（代码为3）：指医疗机构根据患者诊疗情况，将患者转往相应社区卫生服务机构进一步诊疗、康复，用于统计“双向转诊”开展情况。如果接收患者的社区卫生服务机构明确，需要填写社区卫生服务机构/乡镇卫生院名称。

（4）非医嘱离院（代码为4）：指患者未按照医嘱要求而自动离院。如：患者疾病需要住院治疗，但患者出于个人原因要求出院，此种出院并非由医务人员根据患者病情决定，属于非医嘱离院。

（5）死亡（代码为5）：指患者在住院期间死亡。

（6）其他（代码为9）：指除上述5种出院去向之外的其他情况。

35. 是否有出院31天内再住院计划：指患者本次出院后31天内是否有诊疗需要的再住院安排。如果有再住院计划，则需要填写目的，如：进行二次手术。

36. 颅脑损伤患者昏迷时间：指颅脑损伤的患者昏迷的时间合计，按照入院前、入院后分别统计，间断昏迷的填写各段昏迷时间的总和。只有颅脑损伤的患者需要填写昏迷时间。

37. 住院费用：总费用指患者住院期间发生的与诊疗有关的所有费用之和，凡可由医院信息系统提供住院费用清单的，住院病案首页中可不填写。已实现城镇职工、城镇居民基本医疗保险或新农合即时结报的地区，应当填写“自付金额”。

住院费用共包括以下10个费用类型：

（1）综合医疗服务类：各科室共同使用的医疗服务项目发生的费用。①一般医疗服务费。包括诊查费、床位费、会诊费、营养咨询等费用。②一般治疗操作费。包括注射、清创、换药、导尿、吸氧、抢救、重症监护等费用。③护理费。患者住院期间等级护理费用及专项护理费用。④其他费用。病房取暖费、病房空调费、救护车使用费、尸体料理费等。

（2）诊断类：用于诊断的医疗服务项目发生的费用。①病理诊断费。患者住院期间进行病理学有关检查项目费用。②实验室诊断费。患者住院期间进行各项实验室检验费用。③影像学诊断费。患者住院期间进行透视、造影、CT、磁共振检查、B超检查、核素扫描、PET等影像学检查费用。④临床诊断项目费。临床科室开展的其他用于诊断的各种检查项目费用。包括有关内镜检查、肛门指诊、视力检测等项目费用。

（3）治疗类：包括非手术治疗项目费和手术治疗费。①非手术治疗项目费。临床利用无创手段进行治疗的项目产生的费用。包括高压氧舱、血液净化、精神治疗、临床物理治疗等。临床物理治疗指临床利用光、电、热等外界物理因素进行治疗的项目产生的费用，如放射治疗、放射性核素治疗、聚焦超声治疗等项目产生的费用。②手术治疗费。临床利用有创手段进行治疗的项目产生的费用。包括麻醉费及各种介入、孕产、手术治疗等费用。

（4）康复类：对患者进行康复治疗产生的费用。包括康复评定和治疗。

（5）中医类：利用中医手段进行治疗产生的费用。

（6）西药类：包括有机化学药品、无机化学药品和生物制品费用。①西药费。患者住院期间使用西药所产生的费用。②抗菌药物费用。患者住院期间使用抗菌药物所产生的费用，包含于“西药费”中。

（7）中药类：包括中成药和中草药费用。①中成药费。患者住院期间使用中成药所产生的费用。中成药是以中草药为原料，经制剂加工制成各种不同剂型的中药制品。②中草药费。患者住院期间使用中草药所产生的费用。中草药主要由植物药（根、茎、叶、果）、动物药（内脏、皮、骨、器官等）和矿物药组成。

（8）血液和血液制品类：①血费。患者住院期间使用临床用血所产生的费用，包括输注全血、红细胞、血小板、白细胞、血浆的费用。医疗机构对患者临床用血的收费包括血站供应价格、配血费和储血费。②白蛋白类制品费。患者住院期间使用白蛋白的费用。③球蛋白类制品费。患者住院期间使用球蛋白的费用。④凝血因子类制品费。患者住院期间使用凝血因子的费用。⑤细胞因子类制品费。患者住院期间使用细胞因子的费用。

（9）耗材类：当地卫生、物价管理部门允许单独收费的耗材。按照医疗服务项目所属类别对一次性医用耗材进行分类。“诊断类”操作项目中使用的耗材均归入“检查用一次性医用材料费”；除“手术治疗”外的其他治疗和康复项目（包括“非手术治疗”“临床物理治疗”“康复”“中医治疗”）中使用的耗材均列入“治疗用一次性医用材料费”；“手术治疗”操作项目中使用的耗材均归入“手术用一次性医用材料费”。①检查用一次性医用材料费。患者住院期间检查检验所使用的一次性医用材料费用。②治疗用一次性医用材料费。患者住院期间治疗所使用的一次性医用材料费用。③手术用一次性医用材料费。患者住院期间进行手术、介入操作时所使用的一次性医用材料费用。

（10）其他类：其他费。患者住院期间未能归入以上各类的费用总和。

第四节 住院病案首页填报

一、人员职责

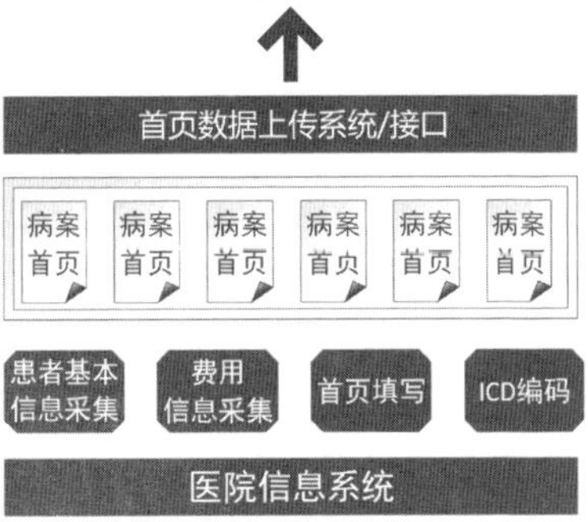

图 2-2 病案首页数据填报

如图2-2所示，住院病案首页数据由患者办理入院登记开始产生，到整个治疗过程记录，再到患者办理出院后费用信息的归集，才能完整收集到住院病案首页116个项目的数据，而这些数据还需要经过病案科工作人员审核与调整，信息管理人员的转换，最后才由统计上报人员上报到上级管理部门，需特别注意的是，整个住院病案首页数据产生流程都需要有信息系统的强力支撑。因此，住院病案首页数据填报质量不是临床和病案科工作人员做好即可，还需要患者信息采集录入员、收费管理员和信息管理人员的配合，各司其职、各尽其责才能较好地完成。

住院病案首页填报人员具体职责如下：

1. 患者信息采集录入员应当详实地录入和核查患者基本信息，同时录入格式应符合首页填写及上报要求。

2. 收费管理员应当根据《病案首页费用分类与医疗服务收

费分类对照表》，做好住院病案首页费用归类，确保每笔费用类别清晰、准确。

3．临床医师应当按照《首页填写规范》要求填写诊断及手术操作等诊疗信息，并对填写内容负责。

4．编码员应当按照国际疾病分类要求以及《首页填写规范》要求准确编写疾病分类与手术操作代码。临床医师已作出明确诊断，但书写格式不符合疾病分类规则的，编码员可按分类规则实施编码。

5．信息管理人员应当根据填报人员的需求做好信息系统的支撑，并按照数据传输接口标准做好院内数据与上报数据的转换，统计上报人员及时上传数据，确保住院病案首页数据完整、准确。如上报数据时发现错误，应及时反馈给相关人员处理。

二、案例分析

广东省自2013年起，各二级及以上（含500张床位以上未定级）综合医院、专科医院按季向省统计直报平台上传住院病案首页数据。2015年逐步扩大至妇幼保健院、专科疾病防治院、卫生院、社区卫生服务中心等所有医疗机构，开始按照《广东省病案首页数据质量控制要求》对数据进行审核把关，并对首页报送情况进行通报。2016年起，病案首页数据报送由季报改为月报，报送截止日期为月后20日前，同时每年开展DRG住院医疗服务综合评价，并对考核结果公示。

广东省DRG评价体系主要从DRG能力指数、服务效率、医疗安全3个方面评价，其中：DRG能力指数包括DRG组数、总权重数、CMI、学科建设和异地疑难病患者占比等5项指标，分别代表医疗机构收治的病例的覆盖病例类型范围、住院服务总产出和收治病例的技术难度、医院学科发展均衡性的学科范围、吸引外地疑难危重患者（RW>2）的比重；服务效率包括费用消耗指数和时间消耗指数2项指标，分别表示同类疾病费用的高低和住院时间的长短；医疗安全采用低风险组死亡率评估，反映病情相对较轻的病组病例发生死亡的概率。

2016年，原广东省卫计委要求上报的住院病案首页数据共247个数据字段，并设置了85个首页数据审核逻辑以规范首页数据上报。某三甲医院2016年6月出院患者约10 000人次，而首页原始错误却多达36 000多条（图2-3），大量的原始错误不仅影响首页数据上报的及时性，还会让住院病案首页填报质量存在巨大隐患。

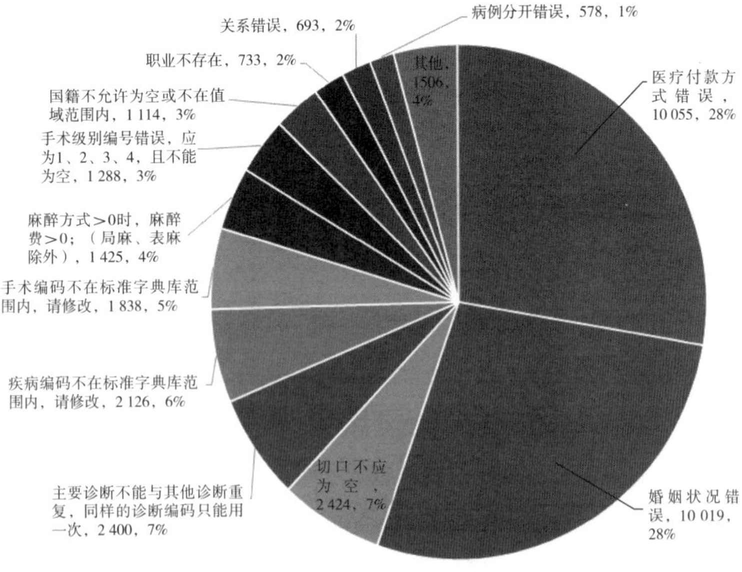

图 2-3　某三甲医院 2016 年 6 月住院病案首页数据原始错误

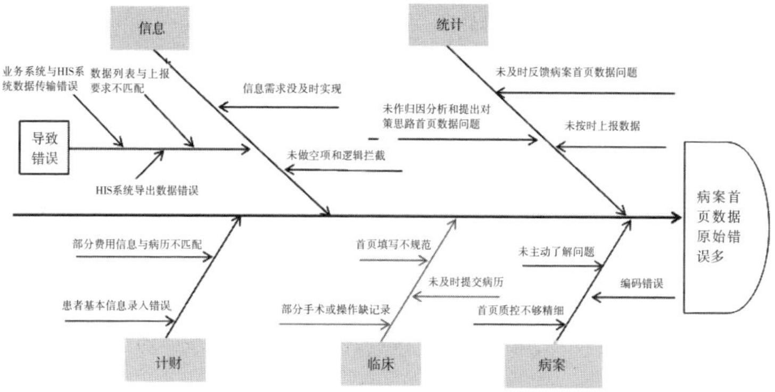

图 2-4　病案首页数据原始错误归因分析图

通过归因分析（图2-4），我们发现由于填写错误而造成的问题只是占小部分，超过95%的问题是数值匹配问题或者是信息系统问题。例如错误占比最大的医疗付费方式、婚姻状况错误，就是住院病案首页上报要求与填写要求不相同造成的，医疗付费方式填写要求是1～9，而上报要求则是01～99，婚姻状况的情况也一样，详见表2-2、表2-3。

表2-2　病案首页医疗付款方式代码填写与上报差异

名称	填写代码	上报代码
城镇职工基本医疗保险	1	01
城镇居民基本医疗保险	2	02
新型农村合作医疗	3	03
贫困救助	4	04
商业医疗保险	5	05
全公费	6	06
全自费	7	07
其他社会保险	8	08
其他	9	99

表2-3 病案首页婚姻状况代码填写与上报差异

名称	填写代码	上报代码
未婚	1	10
已婚	2	20
丧偶	3	30
离婚	4	40
其他	9	90

在某三甲医院2016年下半年的实际工作中，除了上报住院病案首页到原广东省卫计委外，还有国家重点专科评审、医院绩效评价等主管部门也会要求定时上报首页数据。不同主管部门的上报要求会所有不同，根据各个上报要求，建立医疗付款方式、婚姻状况、切口、手术级别、国籍、职业、联系人关系和病例分型等字段匹配字典库。

在上报首页数据时，根据字典库把首页填写的内容转换成上报内容，如表2-2中的“城镇职工基本医疗保险”，首页填写的是“1”，上报原广东省卫计委时则转换为“01”。

经此措施后，住院病案首页原始错误断崖式减少，如图2-5所示，从6月份36 000多条的错误，到8月份只有3 800多条，到12月份已经降到1 100多条，统计上报人员也能按时保质地上报首页数据。

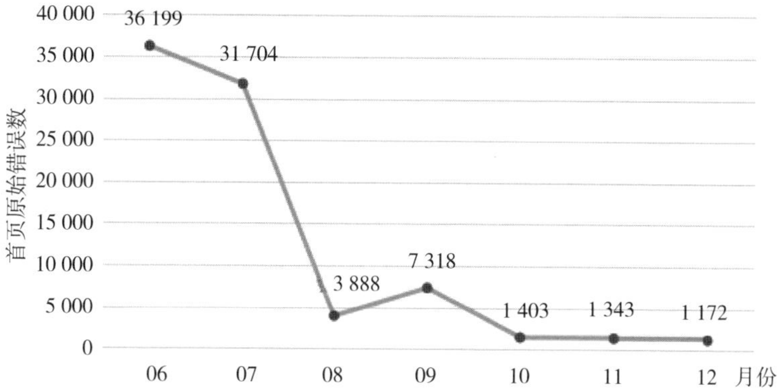

图 2-5 某三甲医院 2016 年下半年首页原始错误变化趋势

第五节 首页数据填报质量控制

一、质量控制指标

住院病案首页数据若存在填写缺漏或者上报错误，基于DRG的医院评价则可无法反映出医院的实际水平，因此必须要对填写与上报两步都进行质量把控，具体有以下控制指标：

1. 住院病案首页填报完整率。

定义：住院病案首页填报完整率是指首页必填项目完整填报的病案数占同期出院病案总数的比例。

住院病案首页项目填报完整率是指 *n* 份病案首页填报的必填项目之和占 *n* 份病案首页全部必填项目总数的比例。

计算公式：

$$住院病案首页填报完整率=\frac{首页必填项目完整填报的病案数}{同期出院病案总数}\times 100\%$$

$$住院病案首页项目填报完整率=\frac{n份病案首页填报的必填项目之和}{n份病案首页全部必填项目总数}\times 100\%$$

意义：反映医疗机构填报住院病案首页的总体情况，是衡量住院病案首页数据质量的基础指标，是应用首页数据客观评价医院服务能力和医疗质量的工作基础。

2．主要诊断选择正确率。

定义：主要诊断选择正确的病案数占同期出院病案总数的比例。

计算公式：

$$主要诊断选择正确率=\frac{病案首页主要诊断选择正确的病案数}{同期出院病案总数}\times 100\%$$

意义：主要诊断是病种质量管理、临床路径管理的数据基础，也是应用DRG 这一评价工具对医院进行绩效评估的重要依据。主要诊断选择正确率是评估诊疗措施适宜性的重要指标，反映医疗机构及其医师的临床能力及诊治水平。

3．主要手术及操作选择正确率。

定义：主要手术及操作选择正确的病案数占同期有手术及操作的出院病案总数的比例。

计算公式：

$$主要手术及操作选择正确率=\frac{主要手术及操作选择正确的病案数}{同期有手术及操作的出院病案总数}\times 100\%$$

意义：主要手术及操作信息是病种质量管理、临床路径管理的数据基础，也是对医院进行技术能力及绩效评价的重要依据。

4. 其他诊断填写完整正确率。

定义：其他诊断填写完整正确的病案数占同期出院病案总数的比例。

计算公式：

$$其他诊断填写完整正确率=\frac{其他诊断填写完整正确的病案数}{同期出院病案总数}\times 100\%$$

意义：其他诊断（包括并发症和合并症）体现患者疾病的危重及复杂程度，是保障DRG客观准确的重要数据。其他诊断填写完整正确率能够更客观地反映医疗机构及其医师的临床能力及诊治水平。

5. 主要诊断编码正确率。

定义：主要诊断编码正确的病案数占同期出院病案总数的比例。

计算公式：

$$主要诊断编码正确率=\frac{主要诊断编码正确的病案数}{同期出院病案总数}\times 100\%$$

意义：主要诊断编码正确率是反映医疗机构病案编码质量的重要指标，对正确统计医院及地区疾病谱、支撑DRG 分组和医疗机构绩效评估均具有重要意义。

6. 其他诊断编码正确率。

定义：其他诊断编码正确的病案数占同期出院病案总数的比例。

计算公式：

$$其他诊断编码正确率=\frac{其他诊断编码正确的病案数}{同期出院病案总数}\times 100\%$$

意义：其他诊断编码正确率是反映医疗机构病案编码质量

的重要指标，对正确统计医院及地区疾病谱、支撑DRG 分组和医疗机构绩效评估均具有重要意义。

7. 手术及操作编码正确率。

定义：手术及操作编码正确的病案数占同期有手术及操作记录的出院病案总数的比例。

计算公式：

$$\text{手术及操作编码正确率}=\frac{\text{手术及操作编码正确的病案数}}{\text{同期有手术及操作记录的出院病案总数}}\times 100\%$$

意义：手术及操作编码正确率是反映医疗机构病案编码质量的重要指标，对重要病种质量评价、临床路径质量分析具有重要意义。编码员应当根据国际疾病分类规则对临床实施的手术操作准确编写ICD–9–CM–3 手术操作代码。

8. 病案首页数据质量优秀率。

定义：病案首页数据质量优秀的病案数占同期出院病案总数的比例。

计算公式：

$$\text{病案首页数据质量优秀率}=\frac{\text{病案首页数据质量优秀的病案数}}{\text{同期出院病案总数}}\times 100\%$$

意义：病案首页数据质量优秀率是全面反映病案首页数据填报质量的主要指标。医疗机构应当对住院病案首页数据质量进行全面管理，使首页内容填报全面、准确。

9. 医疗费用信息准确率。

定义：医疗费用信息准确的病案数占同期出院病案总数的比例。

计算公式：

$$\text{医疗费用信息准确率}=\frac{\text{医疗费用信息准确的病案数}}{\text{同期出院病案总数}}\times 100\%$$

意义：医疗费用信息准确率是医疗费用分析的重要指标，用于评价医院是否启用标准收费字典库及按照收费分类要求进行信息系统改造，并对照接口标准准确上传住院医疗费用信息。

10. 病案首页数据上传率。

定义：上传首页数据的病案数占同期出院病案总数的比例。

计算公式：

$$\text{病案首页数据上传率}=\frac{\text{上传首页数据的病案数}}{\text{同期出院病案总数}}\times 100\%$$

意义：病案首页数据上传率是反映医疗机构首页数据导出及信息上传的完整性，是利用首页数据客观评价医院服务能力和医疗质量的工作基础。

通过以上十个指标的监控，确保首页数据填报质控工作的持续改进，进一步提高医院科学化、精细化、信息化管理水平，完善病案管理，为DRG相关应用提供技术基础。

二、首页填写评分标准

为了加强病案首页填写质量控制，并且为各级质控组织、医疗机构等指明了病案首页数据质控工作的着力点和考评标准，国家制订了病案首页数据质量评分标准，其评分和评级系统独立于病历终末质控，详细如表2-4所示：

表2-4 住院病案首页数据质量评分标准

检查项目	项目类别	项目数	评分项	分值	减分
患者基本信息（18分）	A类（8分）	2	新生儿入院体重	4分	
			新生儿出生体重	4分	
	B类（2分）	1	病案号	2分	
	C类（4分）	4	性别	1分	
			出生日期	1分	
			年龄	1分	
			医疗付费方式	1分	
患者基本信息（18分）	D类（4分）	21	健康卡号、患者姓名、出生地、籍贯、民族、身份证号、职业、婚姻状况、现住址、电话号码、邮编、户口地址及邮编、工作单位及地址、单位电话及邮编；联系人姓名、关系、地址、电话号码	每项0.5分，减至4分为止	
住院过程信息（26分）	A类（4分）	1	离院方式	4分	
	B类（10分）	5	入院时间	2分	
			出院时间	2分	
			实际住院天数	2分	
			出院科别	2分	
			是否有31天内再住院计划	2分	
	C类（3分）	3	入院途径	1分	
			入院科别	1分	
			转科科别	1分	

（续表）

检查项目	项目类别	项目数	评分项	分值	减分
住院过程信息（26分）	D类（9分）	18	医疗机构名称、医疗机构代码、（入院）病房、（出院）病房、科主任、主任（副主任）医师、主治医师、住院医师、进修医师、实习医师、责任护士、编码员、病案质量、质控医师、质控护士、质控日期、（医嘱转院）拟接收医疗机构名称、（医嘱转社区卫生服务机构/乡镇卫生院）拟接收医疗机构名称	每项0.5分，减至9分为止	
诊疗信息（50分）	A类（24分）	6	出院主要诊断	4	
			主要诊断编码	4	
			其他诊断	每项1分，减至4分为止	
			其他诊断编码	每项1分，减至4分为止	
			主要手术或操作名称	4分	
			主要手术或操作编码	4分	
	B类（16分）	8	入院病情	2分	
			病理诊断	2分	
			病理诊断编码	2分	
			切口愈合等级	2分	
			颅脑损伤患者昏迷时间	2分	

（续表）

检查项目	项目类别	项目数	评分项	分值	减分
诊疗信息（50分）	B类（16分）	8	其他手术或操作名称	每项0.5分，减至2分为止	
			其他手术或操作编码	每项0.5分，减至2分为止	
			手术及操作日期	2分	
	C类（3分）	3	门（急）诊诊断	1分	
			门（急）诊诊断疾病编码	1分	
			麻醉方式	1分	
	D类（7分）	14	损伤（中毒）外部原因、损伤（中毒）外部原因疾病编码、病理号、药物过敏史、过敏药物、死亡患者尸检、血型、Rh因子、手术级别、手术及操作医师、术者、Ⅰ助、Ⅱ助、麻醉医师	每项0.5分，减至7分为止	
费用信息（6分）	A类	1	总费用	4	
	D类	29	综合医疗服务类、诊断类、治疗类、康复类、中医类、西药类、中药类、血液和血制品类、耗材类、其他类共10类29项	每项0.5，减至2分为止	

总分100分，减分： 实际得分：

检查人员： 检查时间：

说明：①首页项目未填写或填写错误扣分相同；②成人首页无新生儿入院体重和出生体重，直接得分。

住院病案首页数据质量评分结果判断标准如表2-5所示。

表2-5　住院病案首页数据质量评分结果判断标准

序号	等级	评价分数	附加条件
1	优	≥97分	不出现 A 类项错误
2	良	90～96分	不出现 A 类项错误
3	中	75～89分	无
4	差	<75分	无

虽然病案首页数据质量评分标准的评分和评级系统独立于病历终末质控，但其质控项目是一致的，在实际工作中可以将首页的专项质控和终末质控合二为一，避免重复工作，提高工作效率。如表2-6所示，质控人员只需要发一条质控信息，信息系统自动根据质控标准进行分数计算，分别得出首页专项质控分数和终末质控分数，不需要人工参与，并且互不影响。

表2-6　某三甲医院首页质控标准

质控项目名称	终末质控		首页专项质控	
	扣分/等级	首页类别	首页分值	说明
新生儿出生体重未填或填写错误	乙级	A	4分	
新生儿入院体重未填或填写错误	乙级	A	4分	
病案号未填或填写错误	2分	B	2分	
出生地未填或填写错误	0.5分	D	0.5分	每项0.5分，减至4分为止
出生日期未填或填写错误	1分	C	1分	

（续表）

质控项目名称	终末质控		首页专项质控	
	扣分/等级	首页类别	首页分值	说明
单位电话及邮编未填或填写错误	0.5分	D	0.5分	每项0.5分，减至4分为止
联系人地址未填或填写错误	0.5分	D	0.5分	每项0.5分，减至4分为止
电话号码未填或填写错误	0.5分	D	分0.5	每项0.5分，减至4分为止
工作单位及地址未填或填写错误	0.5分	D	0.5分	每项0.5分，减至4分为止
联系人关系未填或填写错误	0.5分	D	0.5分	每项0.5分，减至4分为止
户口地址及邮编未填或填写错误	0.5分	D	0.5分	每项0.5分，减至4分为止
患者姓名未填或填写错误	0.5分	D	0.5分	每项0.5分，减至4分为止
婚姻状况未填或填写错误	0.5分	D	0.5分	每项0.5分，减至4分为止
籍贯未填或填写错误	0.5分	D	0.5分	每项0.5分，减至4分为止
健康卡号未填或填写错误	0.5分	D	0.5分	每项0.5分，减至4分为止
联系人姓名未填或填写错误	0.5分	D	0.5分	每项0.5分，减至4分为止
民族未填或填写错误	0.5分	D	0.5分	每项0.5分，减至4分为止
年龄未填或填写错误	1分	C	1分	
身份证号未填或填写错误	0.5分	D	0.5分	每项0.5分，减至4分为止
现住址未填或填写错误	0.5分	D	0.5分	每项0.5分，减至4分为止

（续表）

质控项目名称	终末质控		首页专项质控	
	扣分/等级	首页类别	首页分值	说明
性别未填或填写错误	1分	C	1分	
联系人电话号码未填或填写错误	1分	C	0.5分	每项0.5分，减至4分为止
邮编未填或填写错误	0.5分	D	0.5分	每项0.5分，减至4分为止
职业未填或填写错误	0.5分	D	0.5分	每项0.5分，减至4分为止
主要手术或操作未填或填写错误	丙级	A	4分	
出院主要诊断未填或填写错误	丙级	A	4分	
其他重要诊断未填或填写错误	乙级	A	1分	每项1分，减至4分为止
病理诊断未填或填写错误	2分	B	2分	
入院病情未填或填写错误	乙级	B	2分	
病理号未填或填写错误	0.5分	D	0.5分	每项0.5分，减至7分为止
药物过敏史未填或填写错误	0.5分	D	0.5分	每项0.5分，减至7分为止
过敏药物未填或填写错误	0.5分	D	0.5分	每项0.5分，减至7分为止
疾病分型未填或填写错误	0.5分	D	0.5分	
临床路径未填或填写错误	0.5分	D	0.5分	
颅脑损伤者昏迷时间未填或填写错误	2分	B	2分	

（续表）

质控项目名称	终末质控		首页专项质控	
	扣分/等级	首页类别	首页分值	说明
麻醉方式未填或填写错误	1分	C	1分	
麻醉医师未填或填写错误	0.5分	D	0.5分	每项0.5分，减至7分为止
门（急）诊诊断未填或填写错误	1分	C	1分	
其他手术或操作未填或填写错误	0.5分	B	0.5分	每项0.5分，减至2分为止
抢救/成功次数未填或填写错误	0.5分	D	0.5分	
切口/愈合等级未填或填写错误	2分	B	2分	
手术/操作时间未填或填写错误	2分	B	0.5分	每项0.5分，减至7分为止
手术及操作医师/术者/Ⅰ助/Ⅱ助	0.5分	D	0.5分	每项0.5分，减至7分为止
手术级别未填或填写错误	0.5分	D	0.5分	每项0.5分，减至7分为止
手术危急程度选择错误	0.5分	B	0.5分	
死亡患者尸检未填或填写错误	0.5分	D	0.5分	每项0.5分，减至7分为止
损伤（中毒）外部原因未填或填写错误	0.5分	D	0.5分	每项0.5分，减至7分为止
血型/Rh因子未填或填写错误	0.5分	D	0.5分	每项0.5分，减至7分为止
离院方式未填或填写错误	乙级	A	4分	
出院时间未填或填写错误	2分	B	2分	

（续表）

质控项目名称	终末质控		首页专项质控	
	扣分/等级	首页类别	首页分值	说明
各级医护人员未签名或填写错误	0.5分	D	0.5分	每项0.5分，减至9分为止
拟接收医疗机构名称或社区卫生服务机构/乡镇卫生院名称未填或填写错误	0.5分	D	0.5分	每项0.5分，减至9分为止
入院科别未填或填写错误	1分	C	1分	
入院时间未填或填写错误	2分	B	2分	
入院途径未填或填写错误	1分	C	1分	
实际住院天数未填或填写错误	2分	B	2分	
出院科别未填或填写错误	2分	B	2分	
是否有出院31天再住院计划未填或填写错误	2分	B	2分	
医疗机构名称未填或填写错误	0.5分	D	0.5分	每项0.5分，减至9分为止
转科科别未填或填写错误	1分	C	分1	

三、首页上报数据质控

需要明确指出的是，住院病案首页数据上报并不只是简单地将数据由院内上传到上级管理部门这一个动作，它还应包括根据上级管理数据接口要求，对院内信息系统住院病案首页数据进行转换。因此，首页上报数据质控也不只是简单地核查上报数据数量，不能因为病历总数一致，上报系统没报错就认为上报没有问题，还需要核查每一个字段数据是否转换准确。

疾病诊断和手术操作编码信息在住院病案首页数据中既是重点又是难点，在进行首页上报数据质控时必须格外关注。首先，每个上级管理部门采用的编码库版本可能不一致，比如国家绩效考核和国家医保局进行DRG分组的编码库是两个不同版本，有部分编码是有差异的，甚至会相同编码代表不同的疾病或手术操作，转换编码数据时切勿搞错转换关系；其次，各个版本编码库的编码数量都特别多，如国家临床版2.0编码库，一共有37 289个疾病编码，12 855个手术操作编码，转换关系不能漏，否则会造成疾病诊断和手术操作信息丢失，从而严重影响DRG分组结果。在进行首页上报数据质控时，不建议采取随机抽样质控的方式，必须从上报文件或上报系统中再次提取出疾病诊断和手术操作编码信息，每份病例每个编码与HIS原始数据逐一比对，如表2-7所示。

表2-7　某三甲医院国家绩效首页上报数据质控异常表

住院号/次数-诊断序号	HIS原始数据转换编码	上报文件提取编码	问题
P832615/4-1	R56.803	#N/A	丢失
P912697/1-1	I10.x09	I10.x09	
P912697/1-2	I67.200	I70.806	上报文件编码顺序与HIS不一致

（续表）

住院号/次数-诊断序号	HIS原始数据转换编码	上报文件提取编码	问题
P912697/1-3	I70.002	I67.200	上报文件编码顺序与HIS不一致
P912697/1-4	I70.806	I70.000	上报文件编码顺序与HIS不一致
P912697/1-5	M35.000	I70.002	上报文件编码顺序与HIS不一致
P912697/1-6	M35.002+J99.1*	I70.203	上报文件编码顺序与HIS不一致
P912697/1-7	I70.000	E79.001	上报文件编码顺序与HIS不一致
P912697/1-8	I70.203	J44.900	上报文件编码顺序与HIS不一致
P912697/1-9	E79.001	M35.000	上报文件编码顺序与HIS不一致
P912697/1-10	J44.900	M35.002+J99.1*	上报文件编码顺序与HIS不一致
P912697/1-11	G57.001	G57.001	
P912697/1-12	M48.901	M48.901	
P912697/1-13	M50.201	M50.201	

当各项转换数据核查完毕后，核查病历总数、疾病诊断和手术编码总数是否一致，如果上级管理部门还有其他统计考核指标，也需要一并对比核查（表2-8），再次核查无误后再上报给上级管理部门。

表2-8 某三甲医院国家绩效首页数据上报前核查表

栏次	HIS	绩效	备注
诊断编码个数	27 259	27 259	部分病例超40个其他诊断
手术编码个数	13 744	13 664	部分病例超40个手术操作
出院患者手术台次数（出院手术人数）	2 079	2 079	
同期出院患者总人次数（出院人数）	5 521	5 521	
出院患者微创手术台次数（微创手术人数）	347	347	
出院患者四级手术台次数（出院四级手术患者人数）	762	762	
10.单病种质量控制	318	318	
10.1急性心肌梗死病种例数	81	81	
10.2心力衰竭病种例数	22	22	
10.3肺炎（住院、成人）病种例数	45	45	
10.4肺炎（住院、儿童）病种例数	4	4	
10.5脑梗死病种例数	92	92	
10.6髋关节置换术病种例数	10	10	
10.7膝关节置换术病种例数	3	3	
10.8冠状动脉旁路移植术病种例数	10	10	
10.9剖宫产病种例数	45	45	
10.10慢性阻塞性肺疾病病种例数	6	6	

本章作者（陈志添　张杰琼　王逸纯　赵淑媛）

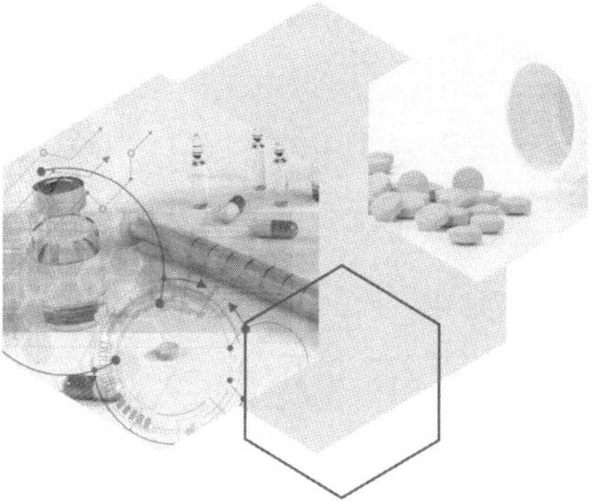

第三章

DRG省级平台数据集成

为解决DRG数据应用来源，不同地区、不同医院会选择不同的分组器，有省级平台、市级平台、公司开发分组器等，作为广东省DRG医院管理应用联盟，我们是向国家DRG质控中心申请的省级平台，所有数据来源于省级平台。

第一节 数据集成方式

DRG省级平台与外部系统的数据集成，采用数据库中间表的方式。DRG省级平台提供三张中间表（具体结构见表3-1至表3-3），分别是：机构信息表（IRPT_DEPARTMENTS）；综合性医院住院病案表（CASES_4_1）；中医医院住院病案表（CASES_4_2）。

负责本项目对接的工程师应从外部系统自动（或人工）将住院病案信息插入上述三张中间表。

一、数据集成工作流程

如图3-1所示，数据由外部系统到最后DRG省级平台生成相关分析数据，需要经过准备机构信息、插入机构信息、准备病案信息、插入病案信息等后台操作，机构信息和病案信息完善后，继续在前台进行数据质量分析、数据导入操作，系统才会根据相关信息进行分组，核查分组结果无报错后再进行绩效分析任务，最后才能够查绩效分析结果。

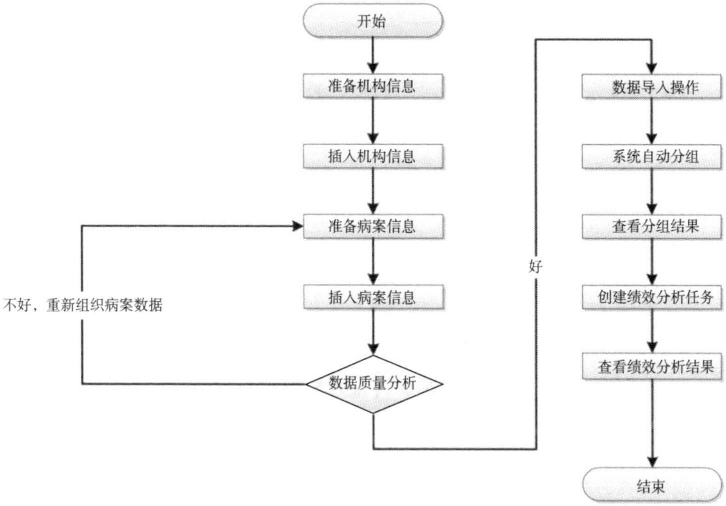

图 3-1　工作流程图

二、准备机构信息及插入操作

机构信息表结构如表3-1所示，插入机构信息时需注意以下几点：

1. ID字段为机构编号，为纯数字串，最大不超过12位。本表ID字段与住院病案表的UPID_字段值具有关联关系。

2. 本表中有些字段属于指标数据，应填写相应编码，避免数据插入中间表时报错。例如：YYDJ_J（医院等级），应填写“1、2、3”；YYDJ_D（医院等级），应填写：“1-特等、2-甲等、3-乙等、4-合格、9-未评”；DEPT_CLASS（卫生机构类别代码），应填写：“综合医院（A100）、中医综合医院

（A210）…”。

表3-1　机构信息表（IRPT_DEPARTMENTS）

代码	名称	数据类型	长度/位	是否必填	是否指标项	备注
ID	机构编码	数字	12	是		纯数字
DEPT_CLASS	卫生机构类别代码	字符	50	是	是	
CAPTION	机构名称	字符	100	是		
TEL	电话	字符	30			
DEPT_CODE	组织机构代码	字符	20	是		
JGFLGL	机构分类管理代码	字符	1		是	
JJLX	经济类型代码	字符	2		是	
DEPT_ADRRESSCODE	行政区划代码	字符	6	是	是	
DEPT_XZJDCODE	街道/乡镇代码	字符	20		是	
TX_DZ	地址	字符	200			
TX_YZBM	邮政编码	字符	6			
TX_DHHM	电话号码	字符	20			
TX_EMAIL	电子邮箱	字符	50			
TX_WEBSITE	单位网站域名	字符	50			
CLSJ	单位开业/成立时间	字符	4			
FZR	法定代表人（负责人）	字符	40			
ZCZJ	注册资金（万元）	数值	11			
YYDJ_J	医院等级（级）	字符	2	是	是	
YYDJ_D	医院等级（等）	字符	2		是	
ZBDW	设置/主办单位	字符	2		是	
LSGX	政府办机构隶属关系	字符	2		是	

（续表）

代码	名称	数据类型	长度/位	是否必填	是否指标项	备注
FZJG	是否分支机构（1是0否）	字符	1		是	
INDEX_	与ID值相同	数值	30			
PARENT	上级机构ID	字符	50			
DESCRIPTION	描述	字符	3 000			
GOVERNOR	部门主管	字符	50			
ISJC	是否基层单位	字符	1		是	
ENABLED	是否启用（1启用0未启用）	数值	30		是	
UPID0	部ID	字符	20			
UPID1	省ID	字符	20		是	
UPID2	市ID	字符	20		是	
UPID3	区县ID	字符	20		是	
UPID4	机构自身ID	字符	20			
UPID5		字符	20			
UPID6		字符	20			
UPID7		字符	20			
UPID8		字符	20			
UPID9		字符	20			
DBH	是否代报1–4	字符	1		是	
JGBD	机构变动情况	字符	5			
PZWH	批准文号/注册号	字符	30			
DJPZJG	登记批准机构	字符	60			
BZRQ	办证日期	字符	15			
ZFRQ	作废日期	字符	15			
JBR	经办人	字符	20			
LLR	录入人	字符	20			
CJSJ		日期				

（续表）

代码	名称	数据类型	长度/位	是否必填	是否指标项	备注
DBH2	是否报卫统1-3	字符	1			
DBH3		字符	1			
DEPT_CDBJG	村卫生室代报机构。上报1-4	字符	20			
LASTUPDATE_		日期				
FROMDATE_		字符	8			
TODATE_		字符	8			
DEPT_ZSDBJG	诊所类代报机构。上报1-3	字符	20			
CREATETIME_	创建时间	日期				
LOCKOWNER_		字符	100			
SYCW	实有床位	字符	12			

三、准备病案信息及插入操作

综合性医院和中医医院病案信息需插入到不同的住院病案中间表，如果是综合性医院，需要将住院病案数据插入CASES_4_1表（表3-2）；如果是中医医院，需要将住院病案数据插入CASES_4_2表（表3-3）。CASES_4_1表和CASES_4_2表内容为各医院每月上报给上级管理的卫健统病案首页数据报表，只要医院严格按照管理部门填报首页数据，基本上也满足DRG省级平台数据要求，需要注意的是必填项不得为空，标明指标数据的应填写编码，如限定值域范围的字段与DRG省级平台值域不一致的，需对外部系统数据进行相应转换。

表3-2 综合性医院住院病案表（CASES_4_1）

字段名称	中文名称	数据类型	长度/粒	是否必填	格式	是否指标项	备注
BBQ_	报表期	字符	8				
USERID_	报表户代码	字符	32		数字		
UPID_	上级代码，信息表专用	数字	12	是			机构编码，纯数字，与机构表（IRPT_DEPARTMENTS）的ID关联
C1	医疗付款方式	字符	100			是	
I1	病案号	字符	50				
E2	性别	字符	100	是		是	
I2	年龄	整数	5	是			
G3	新生儿入院体重（克）	数值	8				
G7	入院时间（日期）	字符	12	是	YYYY-MM-DD		
I7	入院时间（时）	整数	24				
G8	出院时间（日期）	字符	12	是	YYYY-MM-DD		
I8	出院时间（时）	整数	24				

（续表）

字段名称	中文名称	数据类型	长度/位	是否必填	格式	是否指标项	备注
K8	出院科别代码	字符	40	是		是	用于科室绩效分析
E9	实际住院（天）	字符	100	是			
C12	主要诊断	字符	200				
D12	主要诊断疾病编码	字符	100	是		是	ICD-10编码
C13	其他诊断出院诊断（1）	字符	200				
D13	其他诊断疾病编码（1）	字符	100			是	
C14	其他诊断出院诊断（2）	字符	200				
D14	其他诊断疾病编码（2）	字符	100			是	
C15	其他诊断出院诊断（3）	字符	200				
D15	其他诊断疾病编码（3）	字符	100			是	
C16	其他诊断出院诊断（4）	字符	200				
D16	其他诊断疾病编码（4）	字符	100			是	
C17	其他诊断出院诊断（5）	字符	200				
D17	其他诊断疾病编码（5）	字符	100			是	
C18	其他诊断出院诊断（6）	字符	200				
D18	其他诊断疾病编码（6）	字符	100			是	

（续表）

字段名称	中文名称	数据类型	长度/位	是否必填	格式	是否指标项	备注
C19	其他诊断出院诊断（7）	字符	200				
D19	其他诊断疾病编码（7）	字符	100			是	
G12	其他诊断出院诊断（8）	字符	200				
H12	其他诊断疾病编码（8）	字符	100			是	
G13	其他诊断出院诊断（9）	字符	200				
H13	其他诊断疾病编码（9）	字符	100			是	
G14	其他诊断出院诊断（10）	字符	200				
H14	其他诊断疾病编码（10）	字符	100			是	
G15	其他诊断出院诊断（11）	字符	200				
H15	其他诊断疾病编码（11）	字符	100			是	
G16	其他诊断出院诊断（12）	字符	200				
H16	其他诊断疾病编码（12）	字符	100			是	
G17	其他诊断出院诊断（13）	字符	200				
H17	其他诊断疾病编码（13）	字符	100			是	
G18	其他诊断出院诊断（14）	字符	200				
H18	其他诊断疾病编码（14）	字符	100			是	

（续表）

字段名称	中文名称	数据类型	长度/位	是否必填	格式	是否指标项	备注
G19	其他诊断出院诊断（15）	字符	200				
H19	其他诊断疾病编码（15）	字符	100			是	
C24	科主任	字符	40				
F24	主任（副主任）医师	字符	40				
H24	主治医师	字符	40				
K24	住院医师	字符	40				
B30	手术及操作编码（1）	字符	100			是	
E30	手术及操作名称（1）	字符	200				
B31	手术及操作编码（2）	字符	100			是	
E31	手术及操作名称（2）	字符	200				
B32	手术及操作编码（3）	字符	100			是	
E32	手术及操作名称（3）	字符	200				
B33	手术及操作编码（4）	字符	100			是	
E33	手术及操作名称（4）	字符	200				
B34	手术及操作编码（5）	字符	100			是	
E34	手术及操作名称（5）	字符	200				

（续表）

字段名称	中文名称	数据类型	长度/位	是否必填	格式	是否指标项	备注
B35	手术及操作编码（6）	字符	100			是	
E35	手术及操作名称（6）	字符	200				
B36	手术及操作编码（7）	字符	100			是	
E36	手术及操作名称（7）	字符	200				
D37	离院方式代码	字符	100	是		是	
D43	住院费用（元）：总费用	数值	12	是			
I43	自付金额	数值	12				
D44	综合医疗服务类：（1）一般医疗服务费	数值	12				
F44	一般治疗操作费	数值	12				
H44	护理费	数值	12				
K44	其他费用	数值	12				
D45	诊断类：（5）病理诊断费	数值	12				
F45	实验室诊断费	数值	12				
H45	影像学诊断费	数值	12				
K45	临床诊断项目费	数值	12				

（续表）

字段名称	中文名称	数据类型	长度/位	是否必填	格式	是否指标项	备注
D46	治疗类：（9）非手术治疗项目费	数值	12				包含：临床物理治疗费
H46	手术治疗费	数值	12				包含：麻醉费、手术费
D47	康复类：（11）康复费	数值	12				
F47	中医类：（12）中医治疗费	数值	12				
H47	西药类：（13）西药费	数值	12				
J47	抗菌药物费	数值	12				
D48	中药类：（14）中成药费	数值	12				
F48	中草药费	数值	12				
H48	血液和血液制品类：（16）血费	数值	12				
K48	白蛋白类制品费	数值	12				
D49	球蛋白类制品费	数值	12				
F49	凝血因子类制品费	数值	12				
H49	细胞因子类制品	数值	12				
L49	耗材类：（21）检查用一次性医用材料费	数值	12				
D50	治疗用一次性医用材料费	数值	12				

（续表）

字段名称	中文名称	数据类型	长度/位	是否必填	格式	是否指标项	备注
F50	手术用一次性医用材料费	数值	12				
J50	其他类：（24）其他费	数值	12				
C3	（年龄不足1周岁的）年龄（月）	数值	5				
E3	新生儿出生体重（克）						
SHTAG_	本表审核标记，0表示未审核通过，1表示审核通过	字符	1			是	
SHTAG2_	本表合理性审核标记，0表示未审核，1表示审核通过	字符	1			是	
OPTION_	报表户逻辑性审核字段，0表示未审核通过，1表示审核通过	字符	10			是	
USERSHTAG2_	报表户合理性审核标记，0表示未审核，1表示审核通过	字符	1			是	
OUTHOS_DEPTCODE	出院医院内部科室代码	字符	50				
OUTHOS_DEPTNAME	出院医院内部科室名称	字符	100				

表3-3　中医医院住院病案表（CASES_4_2）

字段名称	中文名称	数据类型	长度/位	是否必填	格式	是否指标项	备注
BBQ_	报表期	字符	8				
USERID_	报表户代码	字符	32				
UPID_	上级代码，信息表专用	数字	12	是			机构编码，纯数字，与机构信息表的ID关联
C1	医疗付款方式代码	字符	100			是	
I1	病案号	字符	50				
E2	性别代码	字符	100	是		是	
I2	年龄	整数	10	是			
C3	（年龄不足1周岁的）年龄（月）	数值	5				
G3	新生儿入院体重（克）	数值	8				
I7	入院时间（日期）	字符	12	是	YYYY-MM-DD		
K7	入院时间（时）	整数	38				
I8	出院时间（日期）	字符	12	是	YYYY-MM-DD		

（续表）

字段名称	中文名称	数据类型	长度/位	是否必填	格式	是否指标项	备注
K8	出院时间（时）	整数	38				
C9	出院科别代码	字符	40	是		是	用于科室绩效分析
G9	实际住院（天）	字符	100	是			
H14	主要诊断出院西医诊断	字符	200				
I14	主要诊断疾病编码	字符	100	是		是	ICD-10编码
H15	其他诊断出院西医诊断（1）	字符	200				
I15	其他诊断疾病编码（1）	字符	100			是	
H16	其他诊断出院西医诊断（2）	字符	200				
I16	其他诊断疾病编码（2）	字符	100			是	
H17	其他诊断出院西医诊断（3）	字符	200				
I17	其他诊断疾病编码（3）	字符	100			是	
H18	其他诊断出院西医诊断（4）	字符	200				
I18	其他诊断疾病编码（4）	字符	100			是	
H19	其他诊断出院西医诊断（5）	字符	200				
I19	其他诊断疾病编码（5）	字符	100			是	
H20	其他诊断出院西医诊断（6）	字符	200				

（续表）

字段名称	中文名称	数据类型	长度/位	是否必填	格式	是否指标项	备注
I20	其他诊断疾病编码（6）	字符	100			是	
H21	其他诊断出院西医诊断（7）	字符	200				
I21	其他诊断疾病编码（7）	字符	100			是	
C26	科主任	字符	40				
F26	主任（副主任）医师	字符	40				
H26	主治医师	字符	40				
K26	住院医师	字符	40				
B32	手术及操作编码（1）	字符	100			是	
E32	手术及操作名称（1）	字符	200				
B33	手术及操作编码（2）	字符	100			是	
E33	手术及操作名称（2）	字符	200				
B34	手术及操作编码（3）	字符	100			是	
E34	手术及操作名称（3）	字符	200				
B35	手术及操作编码（4）	字符	100			是	
E35	手术及操作名称（4）	字符	200				
B36	手术及操作编码（5）	字符	100			是	

（续表）

字段名称	中文名称	数据类型	长度/位	是否必填	格式	是否指标项	备注
E36	手术及操作名称（5）	字符	200				
B37	手术及操作编码（6）	字符	100			是	
E37	手术及操作名称（6）	字符	200				
D38	离院方式代码	字符	100	是		是	
D44	总费用	数值	12	是			
K44	自付金额	数值	12				
D45	综合医疗服务类（1）一般医疗服务费	数值	12				
G45	中医辨证论治费	数值	12				
K45	中医辨证论治会诊费	数值	12				
D46	一般治疗操作费	数值	12				
G46	护理费	数值	12				
K46	其他费用	数值	12				
D47	诊断类（5）病理诊断费	数值	12				
F47	实验室诊断费	数值	12				
H47	影像学诊断费	数值	12				
K47	临床诊断项目费	数值	12				

（续表）

字段名称	中文名称	数据类型	长度/位	是否必填	格式	是否指标项	备注
D48	治疗类（9）非手术治疗项目费	数值	12				其中包含：临床物理治疗费
H48	手术治疗费	数值	12				其中包含：麻醉费、手术费
D49	康复类（11）康复费	数值	12				
I49	中医类（中医和名族医医疗服务）（12）中医诊断	数值	12				
L49	中医治疗	数值	12				
D50	中医外治	数值	12				
G50	中医骨伤	数值	12				
I50	针刺与灸法	数值	12				
L50	中医推拿治疗	数值	12				
D51	中医肛肠治疗	数值	12				
G51	中医特殊治疗	数值	12				
I51	中医其他	数值	12				
L51	中医特殊调配加工	数值	12				
D52	辨证施膳	数值	12				

（续表）

字段名称	中文名称	数据类型	长度/位	是否必填	格式	是否指标项	备注
G52	西药类（15）西药费	数值	12				
L52	抗菌药物费	数值	12				
D53	中药类（16）中成药费	数值	12				
H53	医疗机构中药制剂费	数值	12				
L53	中草药费	数值	12				
D54	血液和血液制品类（18）血费	数值	12				
H54	白蛋白类制品费	数值	12				
L54	球蛋白类制品费	数值	12				
D55	凝血因子类制品费	数值	12				
H55	细胞因子类制品费	数值	12				
L55	耗材类（23）检查用一次性医用材料费	数值	12				
D56	治疗用一次性医用材料费	数值	12				
H56	手术用一次性医用材料费	数值	12				
L56	其他类（20）其他费	数值	12				

（续表）

字段名称	中文名称	数据类型	长度/位	是否必填	格式	是否指标项	备注
SHTAG_	本表审核标记，0表示未审核通过，1表示审核通过	字符	1			是	
SHTAG2_	本表合理性审核标记，0表示未审核，1表示审核通过	字符	1			是	
OPTION_	报表户逻辑性审核字段，0表示未审核通过，1表示审核通过	字符	10			是	
USERSHTAG2_	报表户合理性审核标记，0表示未审核，1表示审核通过	字符	1			是	
OUTHOS_DEPTCODE	出院医院内部科室代码	字符	50				
OUTHOS_DEPTNAME	出院医院内部科室名称	字符	100				

四、数据质量分析

省级管理员用户登录系统后，依次点击【系统管理】页签、【直报系统数据集成】模块，选择病案数据对应的“年份”“季度”，点击【开始分析】按钮，一次分析一个季度的数据（图3–2）。

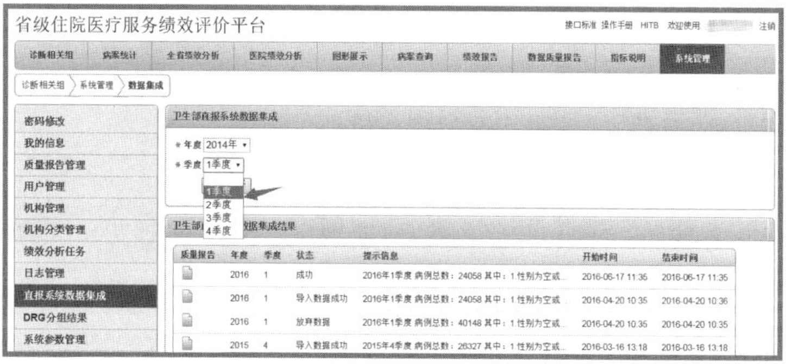

图 3–2 数据质量分析

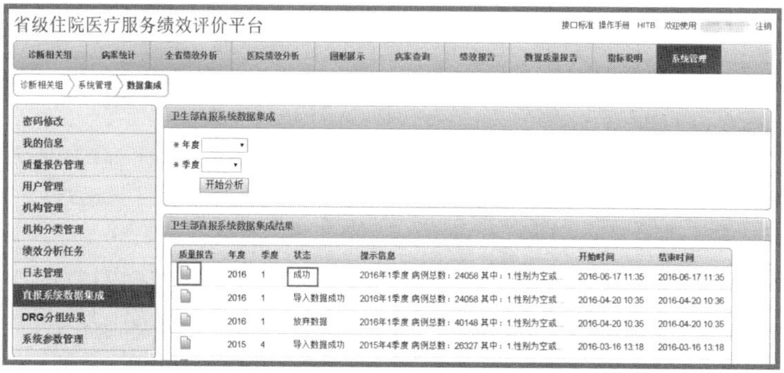

图 3–3 数据质量分析成功

质量分析是在后台（异步）进行，根据数据量的大小，时间长短会有不同。如果数据量较大，在点击【开始分析】按钮后可以浏览其他页面，稍后返回刷新一下界面，查看状态。当状态为“成功”时（图3–3），此时可以点击质量报告图标，查看质量分析结果。

为了保证DRG省级平台后续业务分析的进行，系统会进行相应的数据校验，包括如下几项内容：

1. 性别为空或者不详。

2. 总费用为空、0或者大于200万元。

3. 离院方式为空。

4. 总费用不等于分项费用之和。

（1）西医总费用与分项费用校验：

总费用=一般医疗服务费+一般治疗操作费+护理费+其他费用+病理诊断费+实验室诊断费+影像学诊断费+临床诊断项目费+非手术治疗项目费+手术治疗费+康复费+中医治疗费+西药费+中成药费+中草药费+血费+白蛋白类制品费+球蛋白类制品费+凝血因子类制品费+细胞因子类制品+检查用一次性医用材料费+治疗用一次性医用材料费+手术用一次性医用材料费+其他费

（2）中医总费用与分项费用校验：

总费用=一般医疗服务费+一般治疗操作费+护理费+其他费用+病理诊断费+实验室诊断费+影像学诊断费+临床诊断项目费+非手术治疗项目费+手术治疗费+康复费+中医诊断+中医治疗+中医其他+西药费+中成药费+中草药费+血费+白蛋白类制品费+球蛋白类制品费+凝血因子类制品费+细胞因子类制品费+检查用一次性医用材料费+治疗用一次性医用材料费+手术用一次性医用材料费+其他费

5. 医疗费用、护理费用、医技费用、管理费用、药品费用不为负数，如果为负数，会直接影响绩效分析结果。

（1）西医。

医疗费用：一般治疗操作费+临床诊断项目费+非手术治疗项目费+手术治疗费+康复费+中医治疗费<0

护理费用：护理费<0

医技费用：病理诊断费+实验室诊断费+影像学诊断费<0

管理费用：一般医疗服务费+其他费用+其他费（其他类）<0

药品费用：西药费+中成药费+中草药费+血费+白蛋白类制品费+球蛋白类制品费+凝血因子类制品费+细胞因子类制品+检查用一次性医用材料费+治疗用一次性医用材料费+手术用一次性医用材料费<0

（2）中医。

医疗费用：一般治疗操作费+临床诊断项目费+非手术治疗项目费+手术治疗费+康复费+中医治疗+中医诊断<0

护理费用：护理费<0

医技费用：病理诊断费+实验室诊断费+影像学诊断费<0

管理费用：一般医疗服务费+其他费用+其他费（其他类）+中医其他<0

药品费用：西药费+中成药费+中草药费+血费+白蛋白类制品费+球蛋白类制品费+凝血因子类制品费+细胞因子类制品费+检查用一次性医用材料费+治疗用一次性医用材料费+手术用一次性医用材料费<0

6. 出院科室是否为空，该项为空会影响出院科室的绩效分析。

对应违反第1～4项校验的数据，将不会进行分组和绩效分析。

五、数据导入操作

数据质量报告
放弃数据
导入数据
2016年1季度 病例总数：24058
其中：1.性别为空或者不为男女：0
2.总费用为空或者为0或者大于200万：0
3.离院方式为空：0
4.总费用不等于分项费用之和：0
5.出院科室为空(该项为空会影响出院科室的绩效分析)：0
实际导入时将去除上述1-4项共计：0

图 3–4　数据质量报告

图3–4为数据质量分析成功后的数据质量报告，如果数据质量不理想，请选择【放弃数据】，然后针对数据质量反映出的情况重新组织原始病案数据；如果数据质量情况可以接受，点击【导入数据】，此时您的这批住院病案数据才真正进入DRG省级平台。

六、病案分组

住院病案信息经过数据导入操作进入DRG省级平台后，平台后台进程会自动进行DRG分组，根据数据量的大小，分组完成的时间有所不同（图3–5）。

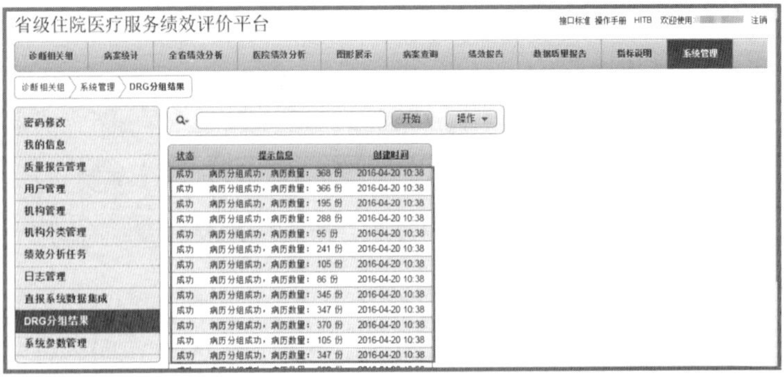

图 3–5　病案分组

七、绩效分析任务

省级管理员用户（在【系统管理】：绩效分析任务模块），新建绩效分析任务。绩效分析任务有两种。部分病案数据有更新时，需要重新计算绩效分析。选择“数据分析时间范围”：年度、半年、季度、月度。选择“年度”，以及相应的时间（图3–6至图3–9）。

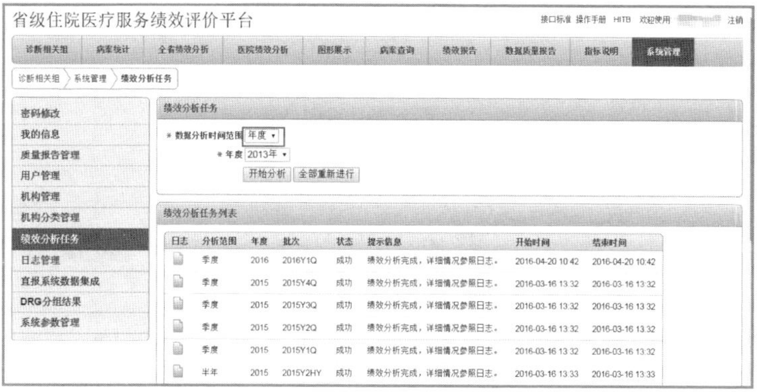

图 3–6　绩效分析任务：年度分析

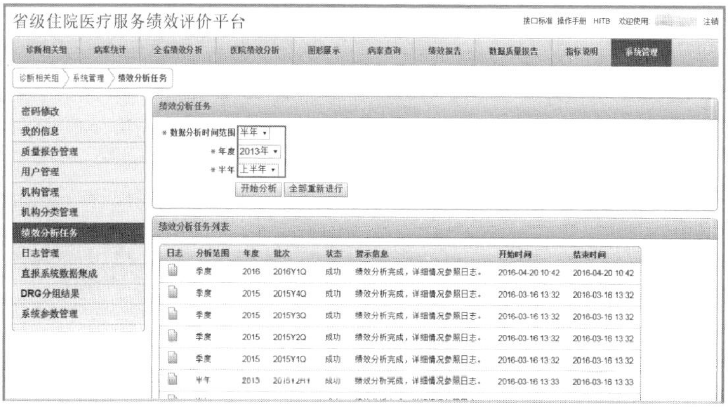

图 3–7　绩效分析任务：半年分析

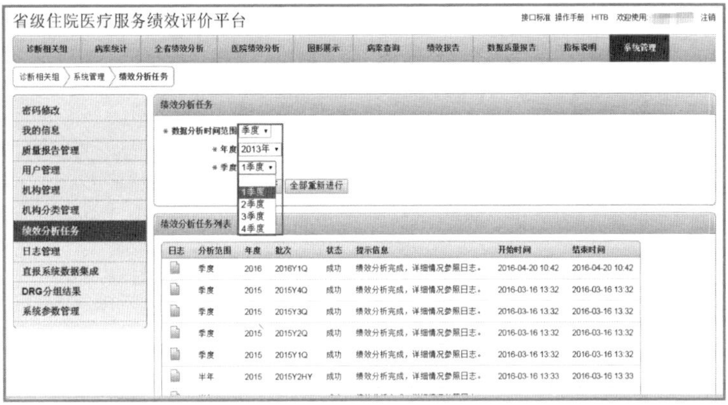

图 3-8　绩效分析任务：季度分析

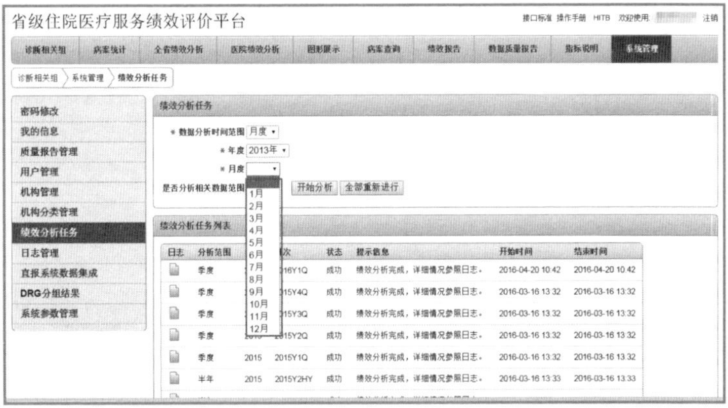

图 3-9　绩效分析任务：月度分析

八、查看绩效分析结果

用户可以在本模块中查看“全院情况”“科室专业情况”“医师情况”“危急重症救治能力”“专业缺失情况”等栏目的数据。

（一）全院情况

用户可在本栏目查看“全院情况”数据，并根据需要进行时间、机构分类的选择，并可以通过定制报表功能，进行指标和数据的筛选，定制个性化报表，如图3-10所示。

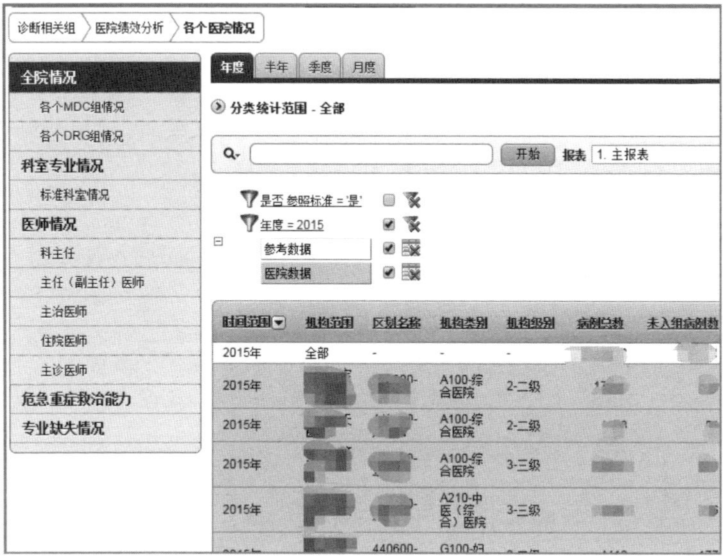

图 3-10 绩效分析结果：全院情况

（二）科室专业情况

用户可在本栏目查看每家医院的“科室专业情况”数据，并根据需要定制数据，如图所示用户可在本栏目查看每家医院“科室专业情况”数据，如图3-11所示。

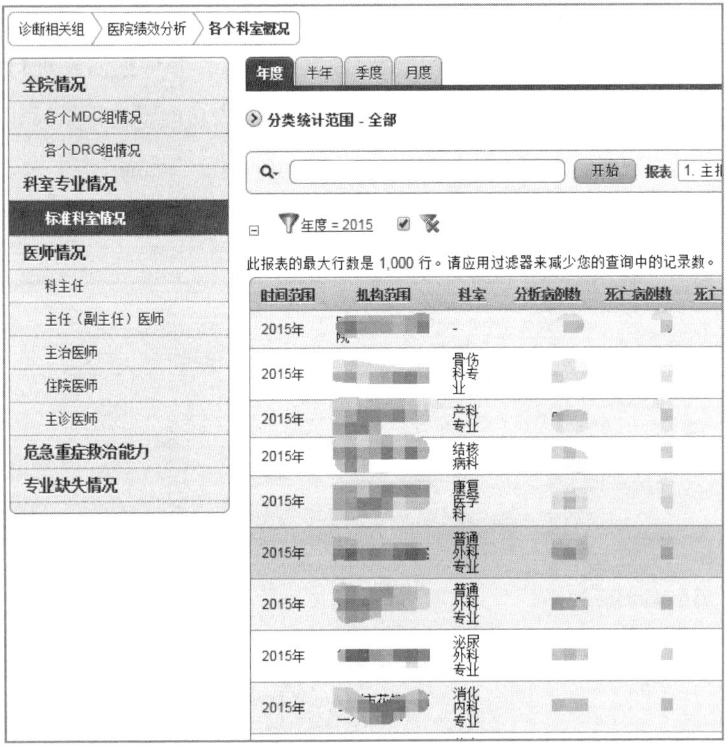

图 3-11　绩效分析结果：科室专业情况

（三）危急重症救治能力

用户可在本栏目查看每家医院“危急重症救治能力”数据，并根据需要定制数据，如图3-12所示。

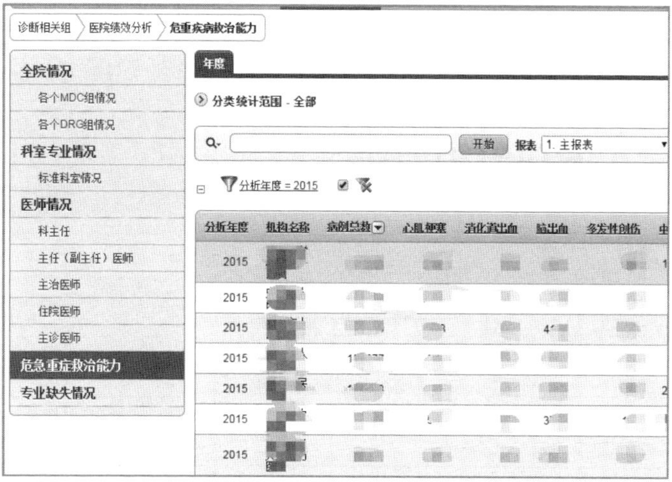

图 3-12 绩效分析结果：危急重症救治能力

（四）专业缺失情况

用户可在本栏目查看每家医院的“专业缺失情况”数据，并根据需要定制数据，如图3-13所示。

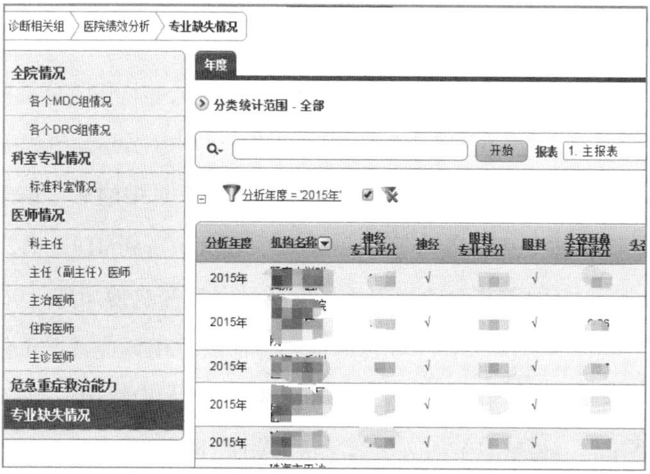

图 3-13 绩效分析结果：专业缺失情况

第二节 DRG分组流程

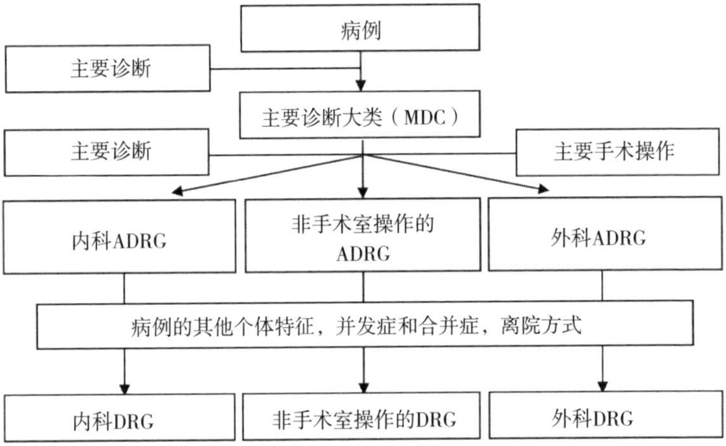

图 3-14 DRG 分组流程图

CN-DRG分组方案对住院时间不超过60天并且住院总费用不超过200万元的病例进行DRG分组，图3-14为DRG分组总流程图。

DRG分组系统利用患者当次住院病案首页中的诊疗信息，先将病例按主要诊断分到某一MDC，由MDCA到MDCZ共26个MDC。CN-DRG分组方案，将器官移植、呼吸机使用超过96 小时，年龄小于29 天，主要诊断或其他诊断为HIV 或者严重创伤进行先期分组，分别形成MDCA、MDCP、MDCY 及MDCZ四个先期分组；一般情况下，分组器是按各MDC字母顺序进行分组的，而先期分组则是满足该组的分组条件后，优先将病例分入该MDC组，如病例1（图3–15）和病例2（图3–16）。

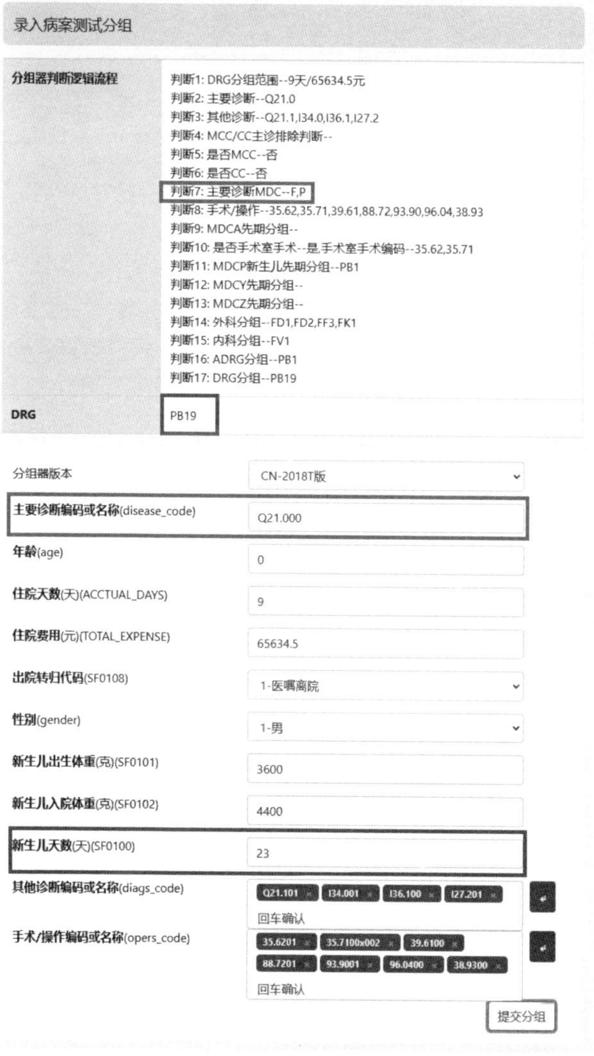

图3–15　DRG分组病例1

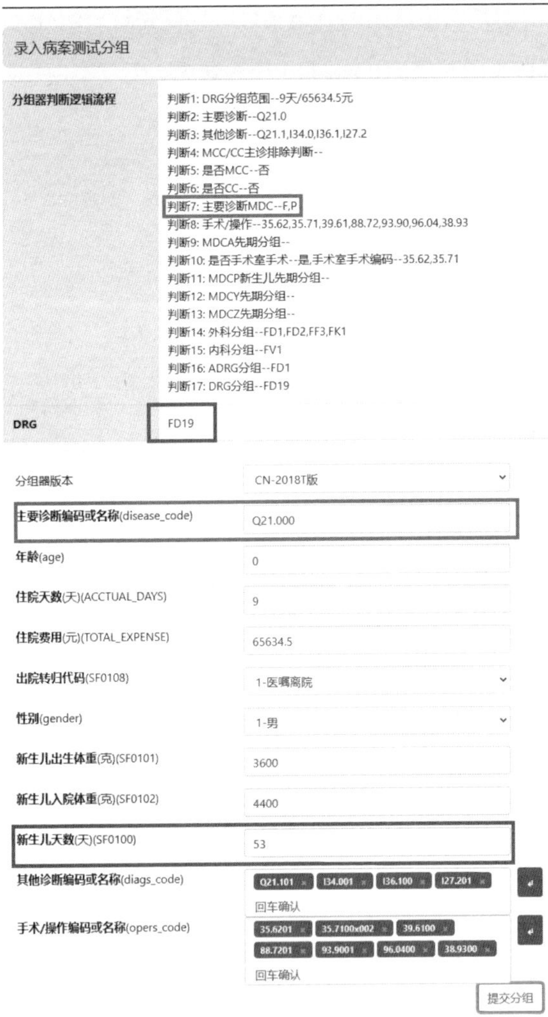
录入病案测试分组

分组器判断逻辑流程

判断1: DRG分组范围--9天/65634.5元
判断2: 主要诊断--Q21.0
判断3: 其他诊断--Q21.1,I34.0,I36.1,I27.2
判断4: MCC/CC主诊排除判断--
判断5: 是否MCC--否
判断6: 是否CC--否
判断7: 主要诊断MDC--F,P
判断8: 手术/操作--35.62,35.71,39.61,88.72,93.90,96.04,38.93
判断9: MDCA先期分组--
判断10: 是否手术室手术--是,手术室手术编码--35.62,35.71
判断11: MDCP新生儿先期分组--
判断12: MDCY先期分组--
判断13: MDCZ先期分组--
判断14: 外科分组--FD1,FD2,FF3,FK1
判断15: 内科分组--FV1
判断16: ADRG分组--FD1
判断17: DRG分组--FD19

DRG FD19

分组器版本	CN-2018T版
主要诊断编码或名称(disease_code)	Q21.000
年龄(age)	0
住院天数(天)(ACCTUAL_DAYS)	9
住院费用(元)(TOTAL_EXPENSE)	65634.5
出院转归代码(SF0108)	1-医嘱离院
性别(gender)	1-男
新生儿出生体重(克)(SF0101)	3600
新生儿入院体重(克)(SF0102)	4400
新生儿天数(天)(SF0100)	53
其他诊断编码或名称(diags_code)	Q21.101 I34.001 I36.100 I27.201 回车确认
手术/操作编码或名称(opers_code)	35.6201 35.7100x002 39.6100 88.7201 93.9001 96.0400 38.9300 回车确认

提交分组

图 3-16　DRG 分组病例 2

病例1和病例2他们的主要诊断ICD编码相同，均为Q21.000（室间隔缺损），病例1的年龄为23天，满足MDCP先期分组条件，故而进入MDCP，而病例2的年龄为53天，则进入MDCF。

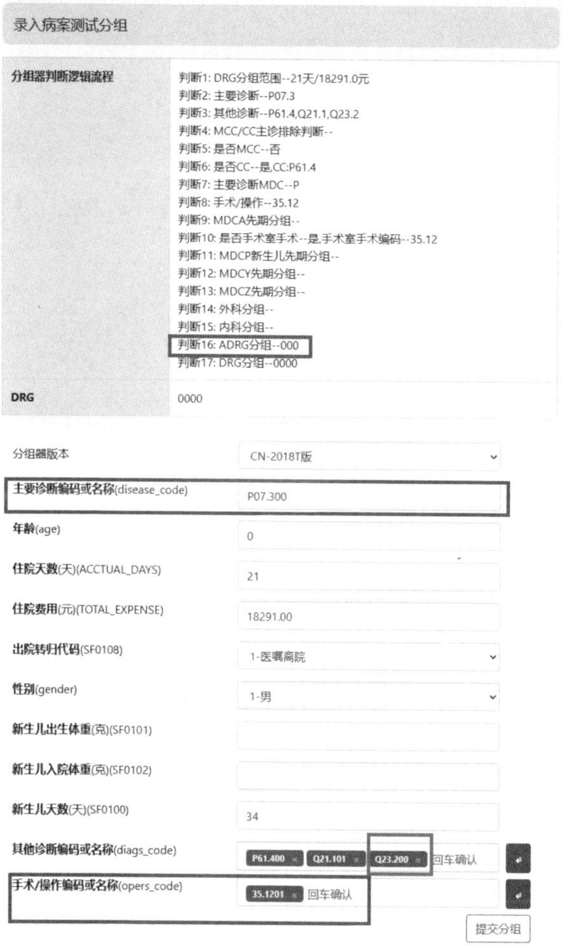

图 3-17 DRG 分组病例 3

DRG分组系统按照主要治疗方式分为外科部分的ADRG、内科部分的ADRG 或操作部分的ADRG。在分组器进行ADRG分组时，会判断主要诊断与手术操作是否匹配，如果不匹配，则会无法进入正确的ADRG组或者进入QY（歧义病例）组。如图3–17所示的病例3，该病例进行了二尖瓣成形术（35.1201），但主要诊断却为早产儿（P07.300），分组器进行ADRG分组判断时无法匹配，最终导致该病例无法入组，而把该病例的主要诊断调整为先天性二尖瓣狭窄（Q23.200），则可以准确进入“FB3”的ADRG组（图3–18）。

录入病案测试分组

分组器判断逻辑流程	判断1: DRG分组范围--21天/18291.0元 判断2: 主要诊断--Q23.2 判断3: 其他诊断--P61.4,Q21.1,P07.3 判断4: MCC/CC主诊排除判断-- 判断5: 是否MCC--否 判断6: 是否CC--是,CC:P61.4 判断7: 主要诊断MDC--F 判断8: 手术/操作--35.12 判断9: MDCA先期分组-- 判断10: 是否手术室手术--是,手术室手术编码--35.12 判断11: MDCP新生儿先期分组-- 判断12: MDCY先期分组-- 判断13: MDCZ先期分组-- 判断14: 外科分组--FB3,FB4 判断15: 内科分组--FV1 判断16: ADRG分组--FB3 判断17: DRG分组--FB39
DRG	FB39

图 3–18　DRG 分组病例 3：FB3

结合影响临床过程的年龄、性别、有无CC，有无MCC等其他因素，按照临床过程一致性和资源、消耗相似性的原则，最终将所有病例分入具体的DRG。除了前面提到的先期分组病例以外，其他病例进行DRG分组时，都遵循DRG编号由小到大优先进入的规律，而不是根据DRG权重由大到小的顺序来入组的，因为DRG权重是根据分析病例数据计算，也就是先有分组，再有权重，不同的病例数或者不同的病例组成，都会影响权重高低，但只要分组器版本确定，无论病例数量多少，某个病例的分组结果都是唯一的。

下面表3-4以病例2（图3-16）为例，来介绍CN-2018T版分组器的分组流程。

表3-4　病例分组流程说明

步骤	判断内容	涉及首页项目	说明	病例值	结果
1	DRG分组范围	住院天数、总费用	不超过60天并且住院总费用不超过200万元，否则不进入分组	9天/65 634.5元	符合，继续分组
2	主要诊断是否为空	主要诊断	不为空，否则不进入任何分组	Q21.0	不为空，继续分组
3	是否有其他诊断	其他诊断	若为空，则跳到步骤7；否则进行步骤4~6	Q21.1，I34.0，I36.1，I27.2	不为空，进入步骤4
4	MCC/CC主诊排除判断	其他诊断	部分特殊主要诊断需排部分除其他诊断后再做MCC/CC判断	否	不需要排除
5	是否MCC	其他诊断	其他诊断是否包含MCC表编码	否	不符合
6	是否CC	其他诊断	其他诊断是否包含CC表编码	否	不符合
7	主要诊断MDC	主要诊断	根据主要诊断判断满足条件的MDC	Q21.0	F，P

（续表）

步骤	判断内容	涉及首页项目	说明	病例值	结果
8	手术/操作	所有手术操作	若为空，则跳到步骤11；否则进行步骤9~10	35.62，35.71，39.61，88.72，93.90，96.04，38.93	不为空，进入步骤9
9	MDCA先期分组	所有手术操作	若手术操作符合MDCA的范围，列出相关ADRG	不符合	
10	是否手术室手术	所有手术操作	列出数据手术室手术的编码	35.62，35.71	是，手术室手术编码
11	MDCP新生儿先期分组	年龄	若年龄符合MDCP的范围，列出相关ADRG	53天	不符合
12	MDCY先期分组	所有诊断	若年龄符合MDCY的范围，列出相关ADRG	Q21.0，Q21.1，I34.0，I36.1，I27.2	不符合
13	MDCZ先期分组	所有诊断	若年龄符合MDCZ的范围，列出相关ADRG	Q21.0，Q21.1，I34.0，I36.1，I27.2	不符合
14	外科分组	所有手术操作	列出所有符合手术操作的ADRG	35.62，35.71，39.61，88.72，93.90，96.04，38.93	FD1，FD2，FF3，FK1符合
15	内科分组	所有诊断	列出所有符合诊断的ADRG	Q21.0	FV1符合
16	ADRG分组		根据步骤9~15，筛选出编码最小的ADRG	FD1，FD2，FF3，FK1，FV1	FD1
17	DRG分组		根据步骤16和5~6，得出最终分组	FD1，不符合MCC/CC条件	FD19

本章作者（陈志添　张杰琼　王逸纯　赵淑媛）

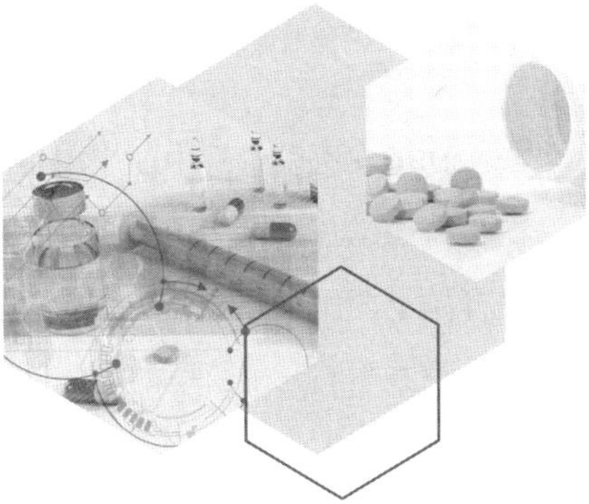

第四章

DRG在医疗技术能力中的应用

DRG在医院管理中的应用是指医院管理者根据管理的不同目的，将DRG各指标应用于医院管理。DRG在医院管理中的应用，最开始主要用于医院和专科之间排名。随着管理的进一步深入，各医院并不满足于简单的横向比较排名，更希望能够应用这一管理工具，深入到医院管理环节，更好地解决医院管理中存在的问题。经过接近五年的探索和应用，现将各指标在医院管理中的应用方法和实践展现，以供同行参考。

在实现DRG在医院管理中的应用，第一步了解各指标的逻辑关系，第二步是挖掘DRG各指标的含义，第三步是实现与常规医疗管理指标结合，拓宽医疗管理指标维度，真正地发挥DRG在医疗管理中的作用。从该院管理经验来看，共经历了以下阶段。

第一阶段：在分组器平台下，直接下载各个数据使用，如DRG组数、CMI值、费用消耗指数、时间消耗指数、低风险组死亡率等，维度则包括医院层面、科室层面、治疗组层面。做各个层级的纵向比较，即自身前后对照，以此作为衡量医疗技术能力和医疗效率的指标。同时，做了一些医疗管理的尝试，如利用各DRG组情况制定医院的平均住院日。

第二阶段：从分组器平台后台提取病案数据明细，了解每个入组病历的详细信息。有了这些数据，可以利用excel透视表，计算出各专科的主要收治DRG组。这个阶段，细化到专科内部病种结构，可以清晰全面地掌握各个专科的情况，对于专科建设和发展提供数据支持。

第三阶段：利用病案明细数据的部分指标，如病例风险分级、权重等，与围术期死亡、非计划再次手术等相结合，划分围术期死亡病例的风险分级，重点管控低权重病例非计划再次手术情况等，将DRG应用于医疗质量安全，衡量医疗质量安全与医疗技术难度之间的关系。

第四阶段：进一步探索各指标的逻辑，与现在的医疗数据相结合，精细化划分不同类别科室的评价指标，做到更加精细化的管理。同时针对费用管控即将发挥更大的作用。

第五阶段：建立一套适用于医疗管理的DRG评价体系和评价模式，明确DRG各指标在医疗管理中如何应用，指标变化代表的意义是什么，对于医疗管理能够有什么启发。同时，将成熟的评价模式应用于医院绩效分配。

第一节 DRG权重在医疗管理中的应用

在现有通行的医疗评价指标，代表医院服务产出的是出院人次、手术量等，但是医院不同病例类型的情况难以考虑进去，出院人次多的医院，其产出不一定高于出院病例较少的医院，反之亦然。总权重是风险调整后的总权重数，是某家医院各个DRG组覆盖的病例数乘以单个DRG组权重之和，更能真实反映医院或科室的总服务产出。

一、总权重的应用范围

总权重代表的是风险调整后的服务产出，比出院人次和手术量等单纯的量化指标，更能体现不同技术难度水平下的工作量情况。使不同技术难度水平下的工作强度有了可比性。利用总权重的特点，可以在以下几个范围进行使用：

（一）风险调整后的临床科室工作量

总权重作为调整风险后的服务产出，可以更加客观真实地反映全院的实际工作量、科室的床均工作量、治疗组实际的工作量，为医院床位调配、人员安排、物资配备等提供参考。案例如下：

A科室：床位42张 ；医生人数15人；出院人次3 838次；CMI值1.31；总权重数5 020.59。

B科室：床位38张 ；医生人数12人 ；出院人次8 380次；CMI值0.51；总权重数4 155.07。

表4-1　非DRG评价指标情况比较

非DRG指标	A科室	B科室
每床工作量	25.5	220.5
每医生工作量	255.9	698.3

表4-2　DRG评价指标情况比较

DRG指标	A科室	B科室
每床工作量	119.5	109.3
每医生工作量	334.7	346.3

从表4-1至表4-2中可以看出，如果按照传统的非DRG指标来计算每床工作量，B科室远远高于A科室，两个科室的平均工作量差异巨大。用DRG指标经过风险调整的标化计算以后，发现两个科室的产出差距较小，A科室的工作量大于B科室。两个不同的评价指标，产生了完全不同的结果。DRG经过风险调整后的工作量比较，考虑到疾病不同难度消耗的资源不同，医护人员付出的精力不同，更加精确地体现出不同科室的工作产出。

（二）风险调整后的住院科室人均工作量

根据上述理念，可以了解临床科室、临床治疗组的医师或护士风险调整后工作量，在全院实行比较，为人力资源配比提供参考，对于关键部门的人力资源配比，该指标比传统的指标更加精确，有助于更好地保障医疗安全，提升医疗质量，同时合理的人力资源调配将更好地激发生产力，产生更大效益。

（三）风险调整后的手术室工作量

除了按照科室的范围内衡量工作产出，为了加强手术室管理，可以针对每台手术的权重加权计算总权重，了解每位麻醉师、手术医师的工作产出和手术室护士的工作量情况。对于手术室、麻醉科等关键部门的绩效考核，将提供更加精准的数据，有利于提高重点部门重点环节的工作效率。

二、单个权重的应用范围

（一）DRG组权重在专科评价上的应用

权重一般是反映不同病例类型之间在治疗成本上的差异，病情越复杂，往往治疗成本越高。根据大数据的比较分析，不同

DRG组有其对应的唯一权重，不同DRG组之间的权重有所差异，尤其是有“并发症和合并症”的DRG组，权重会更高；权重高的DRG组代表着更高的难度水平，同时权重高的DRG组多，将会带动CMI值的整体提升。同时，权重也是医保付费的重要基础，是基础费率计算的关键，不同权重所对应的付费费率是差异，总体而言，权重高的DRG组在医保支付当中更具有优势。

首先，从医院前20位主要收治病组来看，可以看到不同医院的主要病种结构，看到优势学科和存在不足。从表4-3来看，收治病例数排名最多的化疗病例，并且结合同行数据来看，各大医院的情况一致，说明在该区域内医保政策原因影响，化疗病例以收治入院为主，而非门诊收治。其次，从主要病种构成来看，心血管疾病在前20位病组当中较多，说明心血管专业较强。第三，眼科手术、乳腺手术、甲状腺手术等权重较低的病组收治病例数也较多，说明医院在整体收治疑难危重疾病方面，还有可以提升的空间。

表4-3　医院前20位主要病组

诊断相关组	分析病例数	平均住院日	例均费用/元	权重
RU14-恶性增生性疾病的化学及/或免疫治疗（7天内）	11 869	2.03	10 926.18	0.37
FM13-经皮冠状动脉药物洗脱支架置入	3 974	4.75	64 559.26	2.09
JB15-乳房成形及其他手术，不伴有并发症和合并症	2 768	3.4	10 612.76	0.41

（续表）

诊断相关组	分析病例数	平均住院日	例均费用/元	权重
FQ13–经皮心导管检查操作，伴有一般并发症和合并症	2 123	5.05	15 564.68	0.79
FL29–经皮心脏射频消融术和/或心脏冷冻消融术，除房扑、房颤外其他心律失常	1 885	3.79	39 954.05	1.31
FS23–冠状动脉粥样硬化，伴有一般并发症和合并症	1 563	5.06	32 487.71	0.86
FS25–冠状动脉粥样硬化，不伴有并发症和合并症	1 390	3.78	35 885.08	0.87
FB75–心脏瓣膜置换术，不伴有并发症和合并症	1 354	19.77	121 161.8	4.43
BV16–癫痫病，不伴有并发症和合并症 且年龄小于18岁	1 293	1.37	1 455.52	0.12
EJ13–呼吸系统其他手术，伴有一般并发症和合并症	1 253	11.18	30 503.37	1.57
CB35–晶体手术，不伴有并发症和合并症	1 225	1.33	10 580.68	0.36
CA19–疑难眼科手术组	1 207	3.87	10 751.1	0.44
KD15–甲状腺大手术，不伴有并发症和合并症	1 185	5.42	19 212.23	0.89
LG13–建立、设置、移除肾辅助装置，伴有一般并发症和合并症	1 185	9.56	23 780.59	1.23
FB65–直视下心脏瓣膜成形术，不伴有并发症和合并症	1 151	16.8	95 531.29	3.85
RU12–恶性增生性疾病的化学及/或免疫治疗（30天内）	1 142	11.42	23 446.31	1.03
NC15–原位癌和非恶性病损（除异位妊娠）子宫手术，不伴有并发症和合并症	1 132	5.98	19 513.85	0.74

（续表）

诊断相关组	分析病例数	平均住院日	例均费用/元	权重
RA25-淋巴瘤、白血病伴其他手术，不伴有并发症和合并症	1 068	5.91	14 490.59	1.07
RW13-恶性增生性疾病治疗后的随诊检查，伴有一般并发症和合并症	1 047	3.33	7 394.96	0.4
JR15-乳房恶性肿瘤，不伴有并发症和合并症	1 036	2.93	12 624.11	0.58

以普通外科为例，从整体来看，A医院的整体规模更大，收治病例数更多（表4-4至表4-5）。从科室主要收治病种来看，A医院普通外科排名第一位的病组是化疗组，权重为0.37，收治病例数多达4 479例；B医院普通外科排名第一位的病组是甲状腺大手术，权重为0.9，收治病例数为1 039例。其他权重较高的病例，如HB15，双方科室的病例数相差不大，同时由于科室划分不同，权重较高的病组，A医院有GB13，B医院有GB25。结合整体来看，由于A医院化疗病例较多，将会拉低科室整体的技术难度水平，在CMI值比较上面，A医院反而不如B医院。

表4-4　A医院普通外科

DRG组	例数	平均住院日	例均费用/元	权重
RU14-恶性增生性疾病的化学及/或免疫治疗（7天内）	4 479	1.20	12 244	0.37
KD15-甲状腺大手术，不伴有并发症和合并症	771	5.89	14 207	0.9

（续表）

DRG组	例数	平均住院日	例均费用/元	权重
GB13-食管、胃、十二指肠大手术，伴有一般并发症和合并症	333	20.87	97 508	2.25
HB15-胰、肝切除及/或分流手术，不伴有并发症和合并症	308	19.95	65 597	2.96
HZ13-肝脏其他疾患，伴有一般并发症和合并症	286	2.10	7 790	0.45
HZ15-肝脏其他疾患，不伴有并发症和合并症	275	1.78	6 056	0.37
JB15-乳房成形及其他手术，不伴有并发症和合并症	267	2.49	7 835	0.41
GE15-腹股沟及腹疝手术，不伴有并发症和合并症	245	4.85	12 557	0.54
HD35-腹腔镜下胆囊切除术，不伴有并发症和合并症	215	5.65	18 366	0.86
JA15-乳房恶性肿瘤全切除术，不伴有并发症和合并症	209	9.04	26 733	1.61
RU14-恶性增生性疾病的化学及/或免疫治疗（7天内）	4 479	1.20	12 244	0.37

表4-5　B医院普通外科

DRG组	例数	平均住院日	例均费用/元	权重
KD15-甲状腺大手术，不伴有并发症和合并症	1039	4.87	17 137	0.9
GE15-腹股沟及腹疝手术，不伴有并发症和合并症	726	2.95	14 913	0.54
RU14-恶性增生性疾病的化学及/或免疫治疗（7天内）	632	1.86	9 706	0.37

（续表）

DRG组	例数	平均住院日	例均费用/元	权重
HD35-腹腔镜下胆囊切除术，不伴有并发症和合并症	608	6.59	19 826	0.86
KT15-内分泌疾患，不伴有并发症和合并症	432	3.26	11 809	0.55
GB25-小肠、大肠、直肠的大手术，不伴有并发症和合并症	364	27.74	65 146	2.54
HB15-胰、肝切除及/或分流手术，不伴有并发症和合并症	311	16.67	59 791	2.96
GC25-肛门及消化道造口手术，不伴有并发症和合并症	251	4.88	14 873	0.53
HR15-肝胆胰系统恶性肿瘤，不伴有并发症和合并症	220	8.94	24 945	1.06
KD13-甲状腺大手术，伴有一般并发症和合并症	213	4.60	22 799	1.18

（二）DRG组权重在医保付费和控费当中的应用

同类型疾病的服务强度和复杂程度相近，被认为成本相近，所以付费的额度应该是一致的，这是DRG-PPS的理念。DRG-PPS的基础数据来源于不同DRG组，DRG组权重不同，代表着付费的差异。权重高的DRG组将能获得更高额度的付费。

从不同病区在同一个DRG组中不同治疗费用情况来看，同一个DRG组意味着权重是一致的，意味着医保支付的标准是相同的，但由于不同病区之间治疗同一种疾病的费用差异，将会决定科室在迎接DRG-PPS当中，是占有优势还是先天不足。从表4-6中可以看到，治疗费用最低的是心内三区，治疗费用最高的是心内二区；从住院时间来看，平均住院日最短的是心内六区，平均住院日最长的是心内四区，从效率上来看，心内四区虽然费用较低但时间长，心内二区费用高但时间上也不占有优势。因此，情况最好的是心内三区，管理相对规范。

从不同病区治疗同一种疾病的费用情况可以反过来提示控费的关键，没有DRG评价时，难以有统一的难度系数作为衡量标准，无法进行比较。有了DRG作为评价指标，则可以进一步分析治疗同一种疾病费用较高的科室，其费用构成情况，如耗材、药品费用占比，进一步加强管理。

表4-6 同一权重的DRG组不同病区收治情况

病区	DRG组	权重	例均费用/元	平均住院天数
心内一区	FM13-经皮冠状动脉药物洗脱支架置入	2.2	70 577	4.19
心内二区	FM13-经皮冠状动脉药物洗脱支架置入	2.2	78 277	4.52
心内三区	FM13-经皮冠状动脉药物洗脱支架置入	2.2	56 193	4.30
心内四区	FM13-经皮冠状动脉药物洗脱支架置入	2.2	58 091	5.48
心内五区	FM13-经皮冠状动脉药物洗脱支架置入	2.2	62 552	5.02
心内六区	FM13-经皮冠状动脉药物洗脱支架置入	2.2	65 565	3.78
心内七区	FM13-经皮冠状动脉药物洗脱支架置入	2.2	62 911	4.96
心内八区	FM13-经皮冠状动脉药物洗脱支架置入	2.2	64 799	4.48

第二节 CMI值在医疗管理中的应用

CMI值与医院收治病例类型直接相关，如果某家医院收治的权重高的病例较多，则CMI值就越大。CMI值的计算方式为：某医院的CMI值=该医院的总权重数/该医院的总病例数；因此CMI值是医院或科室的例均权重，反映不同类型病例结合后的例均权重。CMI值在DRG的应用当中比较广泛，也是最早应用于医疗管理的重要指标，在医院和科室的医疗技术难度评价当中，起到了重要的作用，解决了传统指标无法衡量收治不同类型组合下的技术难度水平。

一、CMI值在医院整体评价上的应用

1. 横向比较。

从医院同行间的排名情况来看，按传统指标来比较，出院病例数最多的是A医院，其次是B医院、C医院和E医院；按DRG评价，风险调整后的医疗服务产出总权重，最多的是B医院，而代表医疗技术难度水平的CMI值来看，B医院排名第一，C医院排名第二，A医院排名第三（表4-7）。因此，CMI值的应用弥补了传统指标无法考虑收治不同病例类型的缺陷，能够更加客观真实地反映医院的医疗技术水平。

表4-7 2018年部分大型三级综合医院DRG评价医疗技术难度情况

序号	医疗机构	出院人次	总权重	CMI
1	A医院	137 227	21.26万	1.57
2	B医院	133 106	27.01万	1.71
3	C医院	116 744	18.36万	1.62
4	D医院	89 854	13.01万	1.35
5	E医院	101 498	14.53万	1.46
6	F医院	96 410	14.34万	1.40
7	G医院	91 272	11.55万	1.21
8	H医院	82 494	11.46万	1.23
9	I医院	72 246	10.54万	1.36
10	J医院	66 532	11.49万	1.18

2．纵向比较。

从纵向比较情况来看，医院自身对照技术难度水平情况，可以更好地了解医院的发展情况，通过自身对照，更好地发现存在的问题。从下面医院近三年DRG评价来看，医疗技术难度水平CMI值不断上升，医疗服务总产出、总权重也在不断提升，说明该医院病种收治结构继续保持较好（表4–8）。

表4-8 医院纵向比较情况

指标	2016年		2017年		2018年	
	数值	全省排名	数值	全省排名	数值	全省排名
总权重	24.0	第1名	26.02	第1名	27.01	第1名
CMI值	1.67	第1名	1.71	第1名	1.71	第1名

二、CMI值在科室评价中的应用

1. 横向比较。

同专业、不同医院之间技术难度水平比较，这一难点的突破，使得专科之间除了科研评分、影响力评价，以及传统指标比较以外，第一次有了医疗技术难度水平的比较，有了基于临床工作成效和能力之间的比较。而在DRG评价以前，这一部分的评价，往往以出院例数、手术量、床位数、医护人员数量等指标进行比较，对于专科收治不同类型疾病的差异，没办法进行比较。

早在2009年北京就已经尝试在临床重点专科评价中引入DRG评价方法，为了判断基于DRG的评价方法的可靠性，同时还组织专家按照临床重点专科评估方案进行现场评审。经过对照分析，发现入选医院完全一致，只是排名顺序有所不同，结论是两种方法的评审结果基本一致。说明通过DRG的专科评价，能够做到客观真实，并且节省成本，更能显示出其优越性。

表4-9　专科排名情况（以神经外科为例）

机构范围	分析病例数	诊断相关组数	CMI
B医院	1 714	144	2.97
A医院	1 814	108	2.53
D医院	2 267	149	2.43
C医院	1 555	106	2.14
F医院	2 099	151	1.9
E医院	323	72	1.87
H医院	306	88	1.85
G医院	1 362	138	1.79

以神经外科为例，选取广州市较大型的8家医院进行比较（表4-9），分析病例数最多的是D医院，其次是F医院；但从例均权重CMI值来看，最高的B医院，其次是A医院，D医院排名第三。同样可以看到的是D医院CMI值排名第三，但费用消耗指数高达1.83，说明效率相对较低。而A医院CMI值排名第二，但费用消耗指数和时间消耗指数相对较低，整体水平较高。

2. 纵向比较：科室自身对照技术难度变化情况。

科室CMI值纵向比较在医院管理当中是常用的，用于医疗技术难度水平评价以及作为绩效考核的关键指标（表4-10）。CMI值除了反映医疗技术难度水平，还有重要的一点是体现科室的病种结构，收治病种当中，权重高的病种数量多，则整体医疗技术难度水平会有所提高。从医院的管理来看，了解各科室CMI同比情况，将有利于掌握各个专科的发展情况，从而有针对性地开展医疗管理。

表4-10 2016—2017年科室CMI值纵向比较

科室	分析病例数		CMI		
	2016年	2017年	2016年	2017年	增减
儿童危重症监护室	450	441	2.78	3.19	0.41
神经外科	1 772	2 066	1.96	2.26	0.3
胸外科	2 402	2 116	1.32	1.51	0.19
烧伤与创面修复外科	492	521	1.19	1.37	0.18
血液科	2 067	2 183	1.34	1.47	0.13
普通外科一区	4 006	3 757	1.27	1.37	0.1
儿童血液肿瘤科	2 151	2 328	0.93	1.02	0.09

（续表）

科室	分析病例数		CMI		
	2016年	2017年	2016年	2017年	增减
消化内科二区	699	787	1	1.08	0.08
头颈肿瘤内科	1 478	1 678	0.86	0.93	0.07
心内五区	1 382	1 372	1.47	1.54	0.07
神经内科四区	648	642	1.02	1.07	0.05
肾内科一区	2 356	2 224	0.98	1.03	0.05
中医内科	826	930	0.86	0.91	0.05
肺二科	1 019	1 148	1.96	2.01	0.05

3. 同一专业不同病区之间比较。

以某医院心内科为例，心内科分为8个病区，各病区收治病种未见明显差异。为了了解各病区的病例收治情况，以及技术难度水平，可以将各病区之间进行比较。从表4-11中可以看出，CMI值最高的是心内五区，其次是心内七区，排名第三的是心内二区。心内四区CMI值最低，其次是心内六区、心内八区。通过CMI值的比较，可以进一步优化各病区之间的医疗资源调配。

表4-11　2018年心内科各病区CMI值情况比较

内部科室	分析病例数	诊断相关组数	权重	CMI
心内一区	3 854	103	5 639.14	1.46
心内二区	3 691	85	5 525.24	1.5
心内三区	3 413	122	4 755.18	1.39
心内四区	268	41	328.98	1.23
心内五区	1 624	88	2 575.89	1.59
心内五区十二楼	1 445	89	2 268.86	1.57

（续表）

内部科室	分析病例数	诊断相关组数	权重	CMI
心内六区	476	40	610.53	1.28
心内七区	2 098	98	3 251.59	1.55
心内八区	2 034	85	2 833.92	1.39

三、CMI值在医师评价中的应用

从医生个人评价来看，手术科室相比内科科室是较为容易统计的，不用依赖于治疗组建设，将DRG数据与医院的手术主刀数据进行匹配，了解手术医生的个人情况。从某外科医生个人情况来看，发现部分高级职称医生开展手术例数较少，并且CMI值也相对较低，对照目前的绩效考核体系，仍然以工作年限和职称作为主要考评标准，不能真实地反映医生个人的工作量和能力水平。

从表4-12来看，CMI值最高的医生是尹*，并且病例数也排在第二名，因此其总权重最高，为687.82；其次是曾**医生，CMI值为2.13，技术难度水平排名第二。

表4-12　2018年外科主刀医院DRG评价情况**

主刀医生	病例数	CMI值	总权重	平均住院日	平均住院费用/元
肖*	316	2.01	635.16	7.61	51 353
尹*	289	2.38	687.82	9.52	75 595
昌**	180	2.03	365.4	8.93	59 664
詹**	167	2.09	349.03	9.14	54 170
曾**	136	2.13	289.68	9.15	68 148
柯**	132	2.08	274.56	8.13	65 077

（续表）

主刀医生	病例数	CMI值	总权重	平均住院日	平均住院费用/元
梁**	49	2.07	101.43	7.80	58 638
郑**	27	1.78	87.22	8.04	54 135
刘*	22	2.16	47.52	9.32	82 710
黄**	11	0.91	10.01	5.00	11 354
医生汇总	1 627	1.86	3 026.22	8.07	52 973

结合2019年上半年情况来看（表4-13），刘*医生在2018年开展了22例手术，但在2019年上半年开展不足10例（以下表格只统计10例以上手术医师数据）。经了解，该医生在科内仍旧拥有较高的绩效分配，在一定程度上不利于科室发展，对于开展高难度手术并且手术量较大的医生会产生不好的影响。利用DRG评价，使医师个人评价，尤其是手术医师评价更加清晰明了。同时对于绩效改革也有一定的促进作用。

表4-13　2019年上半年外科主刀医院DRG评价情况**

主刀医生	病例数	CMI值	总权重	平均住院日	平均住院费用/元
肖*	175	2.27	397.25	6.68	53 185
尹*	160	2.36	377.6	8.62	78 860
昌**	104	2.39	248.56	7.33	72 953
曾**	82	2.07	169.74	8.32	64 260
詹**	74	2.10	155.4	7.64	56 137
柯**	67	2.24	150.08	7.79	65 013
梁**	54	2.23	120.42	7.15	53 552
郑**	47	2.15	101.05	6.98	58 541
医生汇总	866	2.09	1 809.94	7.30	58 298

第三节 DRG组数在医疗管理中的应用

DRG组数代表的是疾病收治范围的广度，该指标在实际应用当中，不能单纯地认为DRG组数越多越好，或者越少越好，需要结合评价的不同方向加以考虑。如在医院层面，在一定程度上，DRG组数越多，覆盖的疾病范围越广，但同时可能也会与分级诊疗等政策相违背。而在科室的评价层面，也存在同样的问题，DRG组数多的科室往往专业性没那么强，而DRG组数少的科室很可能是单病种科室。下面将从DRG组数的多少进一步分析。

一、DRG组数过多的情况

这里指的过多是一个相对概念，如在全院所有科室当中，组数排名前10%的科室，或者是排名前20%的科室，各医院可以根据情况来做界定。DRG组数过多的科室，一般有两个方面的原因，一个是客观原因，即全院DRG组数最多的科室往往是专业性不强的科室；另外一个可能是主观原因，要警惕科室因为本专业病人来源不足，转而收治其他专科疾病，形成与其他科室抢病人的情况，造成DRG组数过多。前一个原因，关系到医院专科建设和整体专科布局，可以给专科建设作为参考；后一个原因，则需要针对单一科室进行深入分析，从学科发展、技术水平、病种来源等方面进行全面分析（表4-14）。

表4-14 部分DRG组数较多的科室

内部科室	2017年	2018年	增减比例
中医内科	192	188	–2.1%
感染科	162	182	12.3%
普儿科	179	178	–0.6%
普通外科一区	192	171	–10.9%
急诊综合病区	183	154	–15.8%
风湿内科	142	152	7.0%
整形外科	151	143	–5.3%
妇科	119	142	19.3%
普通外科三区	122	138	13.1%
消化内科一区	136	137	0.7%
消化内科二区	148	135	–8.8%
内分泌科一区	125	133	6.4%
肾内科三区	99	131	32.3%
介入治疗科	147	130	–11.6%

二、DRG组数过少的情况

同样地，这里指的过少也是一个相对概念，如在全院所有科室当中，组数排名后10%或者20%的科室。一般有两种情况：一是专业特点，如眼科、产科等，是病种单一的专科，乳腺科、淋巴瘤科等则是单病种科室，这种情况下DRG组数少是正常的；二是科室病种专业不至于这么窄，但是科室业务范围有限，使得DRG组数少，这个需要同行比较加以甄别。如果是由于专业特点，专科疾病范围有限，可以引导科室保持不变，同时防止病种单一的科室由于病种来源不足，过多收治其他专科疾病。对于科室业务范围有限，特别是与同行对比，有较多未开展的DRG组，则有必要加强科室建设，从亚专科建设、技术能力建设，甚至是学术带头人选拔等方面结合，扶持专科建设（表4-15）。

表4-15　部分DRG组较少的科室

内部科室	2017年	2018年	增减比例
放疗科	37	53	43.2%
心外小儿病区	36	52	44.4%
眼科	55	52	-5.5%
皮肤科一区	41	50	22.0%
肺三科	43	47	9.3%
心外成人科二区	47	46	-2.1%
产科	42	45	7.1%
肺二科	52	44	-15.4%
心内四区	53	41	-22.6%
乳腺二科	55	39	-29.1%
心理科	33	27	-18.2%
精神科	29	26	-10.3%

三、DRG组数增多的情况

DRG组数增多是指在一个统计周期范围内，DRG组数突然增多并且幅度较大，例如从80个DRG组突然变成100个DRG组，则需要从几方面考虑：①是否开展医疗新技术；②病案首页是否规范和加强，质量是否得以提升；③增加部分DRG组是否为本专业疾病。结合科室情况来看，如果确实有开展医疗新技术和提升病案首页质量，增加的病种是本专业疾病，则说明科室在往好的方面发展，学科建设和科室管理有成效。但如果增加的DRG组为非本科室疾病，那么要结合其他指标进行细致深入的分析，如CMI值、费用和时间消耗指数、死亡率、病种来源等，分析科室发展过程中存在的问题，并提出解决的办法（表4-16）。

表4-16　部分DRG组增多的科室

内部科室	2017年	2018年	增减比例
肺四科	34	66	94.1%
心外小儿病区	36	52	44.4%
放疗科	37	53	43.2%
肾内科三区	99	131	32.3%
皮肤科一区	41	50	22.0%
淋巴瘤科	80	97	21.3%
呼吸内科一区	107	128	19.6%
妇科病区	119	142	19.3%
内分泌科二区	88	103	17.0%
头颈肿瘤内科	95	109	14.7%
普通外科三区	122	138	13.1%
烧伤与创面修复外科	104	117	12.5%
感染科病区	162	182	12.3%

四、DRG组数减少的情况

DRG组数突然大幅度减少是指在一个统计周期内，通常是季度或年度，同比DRG组数减少。一般而言需要分析减少的是哪些

DRG组，如果减少的DRG组是权重高的，则说明科室的技术能力水平有所下降，或者是科室影响力有限，业务能力下滑，无法收治更多疑难重症疾病。如果减少的是权重较低的DRG组，可能与日间手术、日间病房、分级诊疗等政策相关，对科室优化医疗资源、提升医疗效率也许会有帮助（表4–17）。

表4–17 部分DRG组减少的科室

内部科室	2017年	2018年	增减比例
介入治疗病区	147	130	–11.6%
新生儿科	120	105	–12.5%
普通外科二区	135	117	–13.3%
心内六区	66	56	–15.2%
肺二科	52	44	–15.4%
急诊综合病区	183	154	–15.8%
综合一科（精）	33	27	–18.2%
综合二区	81	66	–18.5%
综合一区	77	62	–19.5%
肺一科	94	75	–20.2%
心内四区	53	41	–22.6%
乳腺二科	55	39	–29.1%

第四节 DRG能力指标联合应用提升医院疑难重症疾病救治能力

DRG评价除了单个指标的应用以外，更重要的还有多个指标联合使用，以及与其他既有的管理指标相融合，提供多维度的评价结果，从而为医疗管理提供更为精确的评价标准。

一、DRG用于医疗重点管控指标

某三甲医院于2016年开始，每年制定医疗重点管控指标，将DRG指标纳入重点管控指标当中，重点关注医院的疑难重症疾病救治能力和水平。

通过持续多年的管控，已经取得一定成效，CMI值在2016—2018年均在全省三级综合医院中保持排名第一，DRG组数连续三年排名前三，费用和时间消耗逐年下降，时间消耗指数连续三年保持在全省三综合医院效率最高的水平，低风险组死亡率逐步下降，2018年下降至0（表4-18）。

表4-18　2019年医疗管控指标

项目	指标	2019年	2018年	增减	增长率	2019年管控目标
收入	全院总收入/亿元					—
	全院住院收入/亿元					基本持平
	全院门诊收入/亿元					基本持平
业务量	门诊人次					增长3%~5%
	急诊人次					增长3%~5%
	出院人次/例					增长3%~5%
	全院手术总量/例					增长3%~5%
	全院非介入手术总量/例					增长3%~5%
	住院手术/例					—
	门诊手术/例					—
	全院介入手术总量/例					增长3%~5%
医疗技术能力	DRG组数					—
	临床CMI值					—
	重点手术开展比例					63.0%
	疑难危重患者收治比例					—
	疑难病医疗新技术开展					70
医疗质量安全	非计划重返手术率					0.59%
	住院患者抗菌药物使用率					38%
	抗菌药物使用强度（DDD）					37
	临床路径实施比例					47.5%
	病案七日回收率					95%
	Ⅰ、Ⅱ类不良事件漏报率					4.2%
	传染病迟报率					0
运行效率	出院平均住院日/天					7.3
	术前平均住院日/天					3.2
	病床使用率					不降低

（续表）

项目	指标	2019年	2018年	增减	增长率	2019年管控目标
药占比和耗占比	住院耗占比					33.00%
	住院药占比					20.93%
	门诊药占比					47.36%
	全院药占比					低于30%

二、基于DRG的科室行政主任目标考核

科室行政主任是科室发展的“领头羊”，科室行政主任的管理水平和管理理念，直接关系到科室的学科建设和学科发展。

为了更好地评价科室行政主任在任职内工作成果，该院对科室行政主任设置了一系列区别于科研教学的临床医疗管理指标。这一系列的医疗管理指标包括有医疗运行、医疗质量、医疗能力、专科发展、医患服务等，从医疗管理和医疗技术能力全方位地提出了要求。此举将弥补既往评价指标过于粗糙，评价内容定量不足，技术能力难以衡量等问题，打造基于临床医疗管理的指标体系（表4–19）。

表4-19 科主任三年任期考核指标

一级指标	二级指标	三级指标	定义及说明	科室现状	全院平均水平	全院目标水平	科室目标	是否达标
运行指标	工作量	门诊量	年度门诊就诊人次					
		出区人次	单位周期内从科室出院或转出的患者人次					
		手术量	单位周期内由科室主刀开展的手术次数（以手术申请单为准）					
		手术率	开展手术治疗的患者人次/出区人次					
	工作效率	床位使用率	实际占用的总床日数/实际开放的总床日数					
		平均住院日	出区病人占用总床日数/总出区人次					
		术前平均住院日	Σ（某病人的术前住院天数）/出区人次					
		首台手术开台准时率	首台手术准时划皮的天数/安排手术的总天数					
		会诊及时率	及时到达并完成的会诊次数/受邀会诊总次数（注：会诊邀请发起及完成时间以3.0医护工作系统记录为准）					

（续表）

一级指标	二级指标	三级指标	定义及说明	科室现状	全院平均水平	全院目标水平	科室目标	是否达标
运行指标	管控指标	门诊药占比	门诊次均药费/每人次平均费用					
		住院药占比	住院次均药费/每人次平均费用					
		耗占比	次均耗材费/每人次平均费用					
		门诊次均药费	科室门诊总收入/就诊人次					
		住院次均费用	科室住院总收入/出区人次					
医疗质量指标	医疗质量	非计划再次重返率	术后30天内重返本院手术的患者人次/总手术人次					
		低风险死亡率	以DRG统计结果为准					
		临床路径实施比例	路径病种实施路径管理病例数/出院人数					
		手术医师分级授权执行率	三甲评审标准要求手术医师资格分级授权管理执行良好，无超权限操作情况					
		VTE预防评估开展率	VTE预防开展例数/入院人次					
		Ⅰ、Ⅱ类不良事件漏报例数	未及时主动上报的Ⅰ、Ⅱ类不良事件例数					

（续表）

一级指标	二级指标	三级指标	定义及说明	科室现状	全院平均水平	全院目标水平	科室目标	是否达标
医疗质量指标	病历质量	病历书写合格率	符合病历书写规范的抽查病历数/科室抽查病历数					
		7天回收率	出院病历7天内回收总数/ 总出院病历数					
		首页填写达标率	首页填写符合规范的抽查病历数/科室抽查病历数					
	院感指标	抗菌药物使用率/%	出区患者使用抗菌药物总例数/出区人数					
		抗菌药物使用强度	抗菌药物累计消耗量（累计DDD数）×100/ (同期出区人次×同期平均住院日)					
		标本送检率	接受抗菌药物治疗住院患者微生物检验样本送检例数/同期接受抗菌药物治疗住院患者总例数					
		传染病漏/迟报例数	单位周期内传染病漏报或迟报的例数（以预防保健科统计为准）					

（续表）

一级指标	二级指标	三级指标	定义及说明	科室现状	全院平均水平	全院目标水平	科室目标	是否达标
能力指标	DRG主要指标	DRG组数	某时期内科室收治病例覆盖疾病类型所涵盖的DRG计数					
		CMI值	CMI=Σ（某DRG费用权重×该DRG病例数）/总病例数					
	疑难重症指标	Ⅲ、Ⅳ级手术率	Ⅲ、Ⅳ级手术例数/科室开展所有手术总例数					
		C、D型病例比例	C、D型病例数/收治病人总数					
	新技术开展	新技术开展数量	以已通过新技术审批为依据					
专科发展指标	人才培养与团队建设	提交科室人才培养与团队建设的三年发展规划	包括但不限于：①学科带头人、业务骨干能力水平、人员发展定位；②科室人员学历、职称结构；③亚专科建设发展情况；④制定科室三年人才培养及团队建设目标等（文字描述）					

（续表）

一级指标	二级指标	三级指标	定义及说明	科室现状	全院平均水平	全院目标水平	科室目标	是否达标
专科发展指标	辐射能力	外地（省外）患者比例	外地患者数量/科室门诊及住院患者总数					
		进修生数量	分别统计医生数、护士数					
		学习培训班开展次数	单位周期内由科室主办或协助举办的学习培训班（包括继教班、讲座、论坛等）总次数，需提供相应文字、图片记录					
	多学科合作	MDT开展数量（科室主导）	经主管部门备案并按规范运作的MDT数量					
医患服务指标	投诉与医疗纠纷	纠纷例数	经医务科或行风科备案的纠纷例数					

三、利用DRG评价提升科室技术水平

CMI值是DRG评价当中最重要的指标之一，常规的评价是单纯看指标的变化情况，但除此以外，还应该重点关注引起CMI值变化的病种结构。CMI值的变化往往与科室的病种结构息息相关，有必要通过了解和分析科室病种情况，优化医疗病种结构，从而提升科室收治疑难危重疾病的水平。

从2019年上半年比较来看，部分科室的CMI值下降较为明显。因此选取头颈肿瘤内科的情况进行分析，从主要收治病种变化情况来看，头颈肿瘤内科CMI值下降主要原因在于，2018年上半年主要是针对恶性肿瘤治疗为主，2019年上半年则是化疗病例大幅度增加，“RU14-恶性增生性疾病的化学及/或免疫治疗（7天内）”在2018年未进入前20位病种，2019年上半年排在第1位。并且前6位病种均为化疗/放疗病例治疗为主，导致了科室整体技术难度水平大幅度下降（表4-20）。

表4-20　头颈肿瘤内科2019年上半年前10位主要病组收治情况同比

2018年上半年			2019年上半年		
DRG组	例数	权重	DRG组	例数	权重
GR13-消化系统恶性肿瘤，伴有一般并发症和合并症	151	0.85	RU14-恶性增生性疾病的化学及/或免疫治疗（7天内）	701	0.36
GR11-消化系统恶性肿瘤，伴有严重并发症和合并症	123	1.13	RU12-恶性增生性疾病的化学及/或免疫治疗（30天内）	138	1.02

（续表）

2018年上半年			2019年上半年		
DRG组	例数	权重	DRG组	例数	权重
DR15-头颈、耳、鼻、咽、口恶性肿瘤，不伴有并发症和合并症	97	1.03	RW13-恶性增生性疾病治疗后的随诊检查，伴有一般并发症和合并症	51	0.42
DR13-头颈、耳、鼻、咽、口恶性肿瘤，伴有一般并发症和合并症	97	1.24	RV19-恶性增生性疾病的放射治疗	41	1.5
GR15-消化系统恶性肿瘤，不伴有并发症和合并症	55	0.72	RW15-恶性增生性疾病治疗后的随诊检查，不伴有并发症和合并症	19	0.32
CR13-疑难眼科疾病，伴有一般并发症和合并症	52	0.61	RW11-恶性增生性疾病治疗后的随诊检查，伴有严重并发症和合并症	17	0.5
DR11-头颈、耳、鼻、咽、口恶性肿瘤，伴有严重并发症和合并症	45	1.22	GL11-胃镜检查操作，伴有严重并发症和合并症	15	0.65
JR15-乳房恶性肿瘤，不伴有并发症和合并症	31	0.48	RK19-恶性肿瘤病史伴内镜操作	14	1.08
HR13-肝胆胰系统恶性肿瘤，伴有一般并发症和合并症	27	1.02	DR13-头颈、耳、鼻、咽、口恶性肿瘤，伴有一般并发症和合并症	14	1.27
NR15-女性生殖系统恶性肿瘤，不伴有并发症和合并症	24	0.74	DR15-头颈、耳、鼻、咽、口恶性肿瘤，不伴有并发症和合并症	12	1.03

另外一种情况则是权重较高的病种收治病例数下降，从呼吸内科二区来看，相比其他科室RU14组病例数虽然有所提升，但增幅相对较小。造成CMI值下降的主要原因是，部分权重较高的病种收治病例数有所下降，如“EJ11-呼吸系统其他手术，伴有严重并发症和合并症”和“ES11-呼吸系统感染/炎症，伴有严重并发症和合并症” 。由于病种结构发生变化，权重较低的病种病例数有所增加，权重较高的病种病例数有所下降，导致整体技术难度水平有所下降（表4-21）。

表4-21 呼吸内科二区2019年上半年前10位主要病组收治情况同比

2018年上半年			2019年上半年		
DRG组	例数	权重	DRG组	例数	权重
EJ11-呼吸系统其他手术，伴有严重并发症和合并症	80	3.29	RU14-恶性增生性疾病的化学及/或免疫治疗（7天内）	62	0.36
ES11-呼吸系统感染/炎症，伴有严重并发症和合并症	67	1.53	ES11-呼吸系统感染/炎症，伴有严重并发症和合并症	55	1.46
ET11-慢性气道阻塞病，伴有严重并发症和合并症	53	1.05	ET11-慢性气道阻塞病，伴有严重并发症和合并症	54	1.13
ES13-呼吸系统感染/炎症，伴有一般并发症和合并症	38	0.99	ES13-呼吸系统感染/炎症，伴有一般并发症和合并症	44	0.95
ET13-慢性气道阻塞病，伴有一般并发症和合并症	35	0.8	EJ11-呼吸系统其他手术，伴有严重并发症和合并症	43	3.17

（续表）

2018年上半年			2019年上半年		
DRG组	例数	权重	DRG组	例数	权重
EJ13-呼吸系统其他手术，伴有一般并发症和合并症	31	1.6	EJ13-呼吸系统其他手术，伴有一般并发症和合并症	36	1.57
RU14-恶性增生性疾病的化学及/或免疫治疗（7天内）	28	0.35	EK21-呼吸系统诊断伴非侵入性呼吸支持，伴有严重并发症和合并症	35	2.25
ES15-呼吸系统感染/炎症，不伴有并发症和合并症	12	0.47	EX15-支气管炎及哮喘，不伴有并发症和合并症	20	0.46
EJ15-呼吸系统其他手术，不伴有并发症和合并症	11	0.96	EJ15-呼吸系统其他手术，不伴有并发症和合并症	18	0.92
RU12-恶性增生性疾病的化学及/或免疫治疗（30天内）	9	1.04	ET13-慢性气道阻塞病，伴有一般并发症和合并症	14	0.76

从主要收治病种来看，内分泌一区CMI值下降的原因在于，疑难程度较高的病组，如“FT21-高血压，伴有严重并发症和合并症”病例数同比去年上半年有所下降；而权重较低的组，如“KT15-内分泌疾患，不伴有并发症和合并症”，收治病例数有所下降。科室可以从病案首页填写质量入手查找原因，同时梳理科室病种结构，尽可能提高本专业疑难危重程度较高的病种收治病例数（表4-22）。

表4-22 内分泌一区2019年上半年前10位主要病组收治情况同比

2018年上半年			2019年上半年		
DRG组	例数	权重	DRG组	例数	权重
FT21-高血压，伴有严重并发症和合并症	161	0.78	FT21-高血压，伴有严重并发症和合并症	127	0.82
KS11-糖尿病，伴有严重并发症和合并症	57	0.84	KT15-内分泌疾患，不伴有并发症和合并症	79	0.49
KT15-内分泌疾患，不伴有并发症和合并症	56	0.52	KS11-糖尿病，伴有严重并发症和合并症	62	0.75
KJ19-因内分泌、营养、代谢疾病的其他手术	55	0.83	KT11-内分泌疾患，伴有严重并发症和合并症	60	0.61
BX21-周围神经疾患，伴有严重并发症和合并症	48	0.8	KJ19-因内分泌、营养、代谢疾病的其他手术	56	0.83
KT11-内分泌疾患，伴有严重并发症和合并症	39	0.53	KT13-内分泌疾患，伴有一般并发症和合并症	38	0.56
KS15-糖尿病，不伴有并发症和合并症	39	0.47	KS15-糖尿病，不伴有并发症和合并症	26	0.45
KT13-内分泌疾患，伴有一般并发症和合并症	39	0.57	KS13-糖尿病，伴有一般并发症和合并症	25	0.56
KS13-糖尿病，伴有一般并发症和合并症	25	0.61	BX21-周围神经疾患，伴有严重并发症和合并症	21	0.77
KD29-甲状旁腺、甲状舌管及甲状腺其他手术	25	1.03	KD29-甲状旁腺、甲状舌管及甲状腺其他手术	17	1.03

从关节骨病与创伤科2019年上半年病种结构来看，权重高的DRG组较少。同比2018年上半年，部分权重较高的DRG组病例有所下降，如IC15-大关节置换术，不伴有并发症和合并症，因此医疗技术难度水平有所下降。科室应注意优化科室病种结构，收治更多疑难重症病例（表4-23）。

表4-23　关节骨病与创伤科2019年上半年前10位主要病组收治情况同比

2018年上半年			2019年上半年		
DRG组	例数	权重	DRG组	例数	权重
IC15-大关节置换术，不伴有并发症和合并症	138	2.78	IB25-除脊柱融合术以外其他脊柱手术，不伴有并发症和合并症	119	1.28
ID25-除置换翻修以外的小关节手术，不伴有并发症和合并症	95	0.69	IC35-除置换翻修以外的大关节手术，不伴有并发症和合并症	107	1.11
IC35-除置换翻修以外的大关节手术，不伴有并发症和合并症	83	1.18	ID25-除置换翻修以外的小关节手术，不伴有并发症和合并症	101	0.68
IB25-除脊柱融合术以外其他脊柱手术，不伴有并发症和合并症	36	1.3	IC15-大关节置换术，不伴有并发症和合并症	97	2.7
IF25-下肢长骨手术，不伴有并发症和合并症	36	1.32	IF25-下肢长骨手术，不伴有并发症和合并症	43	1.22

（续表）

2018年上半年			2019年上半年		
DRG组	例数	权重	DRG组	例数	权重
IC33–除置换翻修以外的大关节手术，伴有一般并发症和合并症	19	1.45	IC33–除置换翻修以外的大关节手术，伴有一般并发症和合并症	32	1.34
IF15–上肢长骨手术，不伴有并发症和合并症	18	1.11	IF15–上肢长骨手术，不伴有并发症和合并症	28	1.07
ZC15–多发性重要创伤的脊柱、髋、股或肢体手术，不伴有并发症和合并症	12	3.11	IG15–肌肉、肌腱手术，不伴有并发症和合并症	24	0.59
IU15–骨病及其他关节病，不伴有并发症和合并症	10	0.54	IB23–除脊柱融合术以外其他脊柱手术，伴有一般并发症和合并症	20	1.53
IF23–下肢长骨手术，伴有一般并发症和合并症	10	2.05	IF23–下肢长骨手术，伴有一般并发症和合并症	19	1.84

本章作者（旋妮玲　袁向东　吴粤　文政伟）

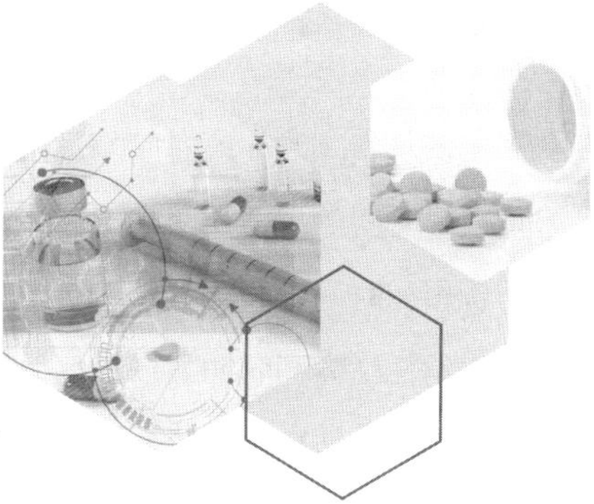

第五章

DRG在医疗效率维度中的应用

医疗费用和住院时间经过DRG标准化变换，构建出费用效率指数和时间效率指数两个指标。通过比较全样本和本院（科室）的费用和时间比，评价医院费用效率指数和时间效率指数绩效。费用消耗指数和时间消耗指数相比于例均费用和平均住院日，通过考虑疾病所需资源消耗现状，更加客观。因此，对于医院控制医疗费用快速增长和压缩平均住院日有着十分重要的作用。

第一节 费用消耗指数在医院药品耗材管控中的应用

费用消耗指数和时间消耗指数与治疗模式（反映在医疗费用和住院时间上）直接相关。如果某医院治疗疾病的费用较高，住院时间较长，则该医院的费用消耗指数和时间消耗指数值就会越大。如果该医院的医疗费用或住院时间与全样本的平均水平相当，则费用消耗指数值（CEI）或时间消耗指数（TEI）值均为1。相当地，当指数值>1，表明该医院治疗同类疾病所需费用或所需时间低于全样本的平均水平。利用DRG的费用和时间消耗指数，能够有效地控制医疗费用快速上涨，优化费用结构，以及提高医疗运行效率，使得资源利用最大化。

从某医院2016—2018年费用和时间消耗指数变化情况来看（表5-1），纵向比较费用和时间消耗指数均有所下降，但费用消耗指数仍然远远大于1，说明费用控制仍有较大空间。而时间消耗指数则小于1，说明该医院平均住院日控制较好，医疗运行效率较高。

表5-1 某医院2016—2018年费用和时间消耗指数情况

指标	2016年	2017年	2018年
费用消耗指数	1.51	1.47	1.44
时间消耗指数	0.85	0.85	0.83

一、科室层面的费用消耗指数

除了从医院整体来看费用消耗情况，还要进一步分析不同科室之间的费用差异，了解费用压缩方向，明确费用管控的重点科室。

表5-2 2019年部分内科不同病区费用比较

科室	分析病例数	权重	费用消耗指数	例均费用/元	药品费用/元	药品费用占比
内分泌科一区	1 460	0.73	0.73	10 609	1 702	16.04%
内分泌科二区	594	1.06	4.51	83 849	54 530	65.03%
肾内科一区	2 210	1.07	0.84	16 072	4 570	28.43%
肾内科三区	712	1.04	2.05	39 604	20 666	52.18%
消化内科一区	1 654	1.11	0.79	14 881	5 061	34.01%
消化内科二区	918	1.25	1.09	23 961	9 202	38.40%

从表5-2中可以看出，相关专业的科室在不同病区的费用消耗指数情况差异较大，其中内分泌科的差异最大，内分泌二区的费用消耗指数高达4.51；其次是肾内科三区，相比肾内科一区，差异明显。

从病区情况来看，费用消耗指数高的科室，费用主要消耗在药品费用部分，内分泌科二区的药品费用是内分泌科一区的32倍；肾内科三区的药品费用是肾内科一区的4.5倍；消化内科情况相对较好，总费用和药品费用虽然有差异，但差异明显少于内分泌科和肾内科。

二、病区及个人层面的费用消耗指数情况

为了进一步深入分析不同病区治疗同一种疾病的费用情况，了解不同病区药品耗材费用使用情况，以及通过各病种的费用情况反映医师的情况，对不同医生就同一难度疾病的治疗费用的情况进行评价。

以心内科为例，2018年心内科8个病区在治疗“FM13-经冠状动脉药物洗脱支架置入”同一种疾病的例均费用如表5-3所示，最高的是心内二区，最低的是心内三区。其中心内二区的耗材费用高达67 351元，比最低的科室心内四区，平均多出了23 199元。说明心内二区的科室行政主任需要进一步加强管理，医院管理部门也应该重点分析和加强对该病区的管控。

表5-3 “FM13-经冠状动脉药物洗脱支架置入”病组费用情况

病区	权重	分析病例数	平均住院日	例均费用/元	药品耗材费用/元	药品耗材费用占比	其他费用/元
心内一区	2.2	599	4.19	70 577	59 898	85%	10 679
心内二区		476	4.52	78 277	67 351	86%	10 926
心内三区		803	4.3	56 193	45 222	80%	10 971
心内四区		44	5.48	58 091	44 212	76%	13 879
心内五区		795	5.02	62 522	49 537	79%	12 985
心内六区		197	3.78	65 565	52 458	80%	13 107
心内七区		415	4.96	62 911	50 109	80%	12 802
心内八区		716	4.48	64 799	50 702	78%	14 097

从不同病区使用冠脉支架来源来看，费用高的科室，使用的多为进口品牌支架，而费用较低的科室多使用国产品牌支架。冠状支架费用占比情况具体见表5-4。

表5-4 “FM13-经冠状动脉药物洗脱支架置入”支架费用构成

病区	权重	分析病例数	例均费用/元	药品耗材费用/元	进口支架金额占比	国产支架金额占比
心内一区	2.2	599	70 577	59 898	71%	29%
心内二区		476	78 277	67 351	78%	22%
心内三区		803	56 193	45 222	53%	47%
心内四区		44	58 091	44 212	49%	51%
心内五区		795	62 522	49 537	57%	43%
心内六区		197	65 565	52 458	62%	38%
心内七区		415	62 911	50 109	59%	41%
心内八区		716	64 799	50 702	60%	40%

进一步分析不同医师在“FM13-经冠状动脉药物洗脱支架置入”疾病治疗的费用情况（表5-5），可以看到平均费用最高的是张*医生，高达99 241元，其中平均药品耗材费用为87 809元，占88.48%；其次是罗**医生，平均费用为81 589元，平均药品耗材费用为67 942元；排名第三的是**东医生，平均费用为79 440元，平均药品耗材费用为67 601元。费用最低的是谭*医生，平均费用仅47 214元，平均药品耗材费用为35 646元，平均费用与最高费用相比差距2.1倍，与平均药品耗材费用相差2.46倍。针对以上数据情况，医院可以有针对性地开展管理，管理将更加精准。DRG管理工具统一了疾病的技术难度水平，为实现医师个人评价打开了新的视角，解决了一大管理难题，为医院管控高值耗材提供了强有力的抓手。

表5-5 “FM13-经冠状动脉药物洗脱支架置入”主刀医生情况汇总表

主刀医生	收治病例数	平均费用/元	平均药品耗材费用/元	占比
魏**	444	60 476	47 050	77.80%
刘*	427	60 932	48 418	79.46%
**东	266	79 440	67 601	85.10%
陈**	262	70 890	56 418	79.59%
谢**	255	63 697	50 659	79.53%
李*	250	63 368	51 060	80.58%
张*	214	99 241	87 809	88.48%
*环	186	63 185	50 349	79.69%
黄**	177	62 134	50 925	81.96%
钟**	165	64 494	53 322	82.68%
林**	136	47 613	38 188	80.21%
余**	132	58 109	46 713	80.39%

（续表）

主刀医生	收治病例数	平均费用/元	平均药品耗材费用/元	占比
杨**	127	58 597	45 691	77.98%
何**	125	59 611	48 555	81.45%
严*	113	64 918	54 265	83.59%
**涵	105	54 280	42 305	77.94%
董**	104	62 385	52 459	84.09%
李*	85	67 312	49 724	73.87%
谭*	78	47 214	35 646	75.50%
董**	67	62 319	48 167	77.29%
王**	58	51 802	43 161	83.32%
廖**	44	75 617	63 009	83.33%
陈**	43	65 492	53 595	81.83%
陈**	39	64 017	54 446	85.05%
于**	39	61 598	52 288	84.89%
靳**	38	62 011	53 241	85.86%
罗**	22	81 589	67 942	83.27%
*朴	16	52 369	41 772	79.76%

三、医师个人层面的异常费用情况分析

医院在开展费用管控的过程中发现，除了需要重点关注高值耗材以外，其他低值耗材的滥用情况同样值得关注。选取普通外科的“GE15–腹股沟及腹疝手术，不伴有并发症和合并症”病种，了解治疗该疾病不同医师的费用情况，可以看出平均药品耗材费用最高值和最低值之间相差6 006元。费用最高的两个医生是黄**1和*英，总费用分别是17 759元和17 415元，药品耗材费用分别为11 609元和12 679元（表5–6）。

表5-6 “GE15-腹股沟及腹疝手术，不伴有并发症和合并症”主刀医生情况

主刀医生	收治病例数	平均费用/元	平均药品耗材费用/元	占比
胡**	370	12 572	8 405	66.86%
黄**1	53	17 759	11 609	65.37%
刘**	52	13 771	9 329	67.74%
王**	49	10 155	7 058	69.50%
黄**2	38	13 021	8 657	66.48%
*英	35	17 415	12 679	72.81%
吴**	25	14 535	9 388	64.59%
赵*	16	10 177	6 673	65.57%
姚*	13	11 700	7 505	64.15%

注：选取10例及以上病例进行统计。

将费用最高的两位医生单独分析，发现该病种的平均费用为13 293元，表5-7中两位医生治疗该疾病的个人平均费用比该病种平均费用分别多出4 466元和4 122元。再进一步分析，将收治的病例数中，远超出其本人平均费用的病例找出来，进行个案分析。

表5-7 部分较高费用病例情况

医师	病例号	平均费用/元	药品耗材费用/元	药品耗材费用差/元
黄**1	P8***60	27 577	20 477	8 868
	P8***49	27 257	18 961	7 352
	P7***27	26 785	19 863	8 254
	P7***02	26 556	18 826	7 217
	P8***07	26 026	18 003	6 394

（续表）

医师	病例号	平均费用/元	药品耗材费用/元	药品耗材费用差/元
黄**1	P8***82	23 653	17 638	6 029
	P8***15	23 634	13 481	1 872
	P7***03	23 509	14 352	2 743
	P7***73	22 847	13 532	1 923
	P7***38	22 076	13 883	2 274
	P8***36	22 006	13 409	1 800
	P7***15	21 374	15 245	3 636
	P7***16	20 277	14 349	2 740
	病例汇总	17 759	11 609	—
*英	P6***62	32 469	24 898	12 219
	P8***88	29 605	20 542	7 863
	P2***15	23 938	18 620	5 941
	P6***06	23 903	17 472	4 793
	P8***26	22 908	19 046	6 367
	P7***67	21 407	15 186	2 507
	P7***82	20 647	12 706	27
	P7***87	20 594	16 014	3 335
	病例汇总	17 415	12 679	—

进一步分析以上异常高值的费用构成，发现确实存在滥用医疗耗材的情况，如止血胶布、止血凝胶等，由于该类耗材为低值耗材，此前不在医院重点监控范围内，存在管理漏洞。通过DRG分析，能够提供同一难度水平标准的费用差异，对于开展费用管理，更有说服力，便于管理。

第二节 DRG指标下的平均住院日管控

平均住院日是一个反映医院管理综合水平的指标，合理控制平均住院日能够提高医疗工作效率，有效控制医疗费用，改善医疗经济效益。所以平均住院日通常是医疗质量管理和效率体现的核心指标。如何合理控制平均住院日也是一个延续了很久的课题。影响平均住院日的因素主要有术前住院日、技诊检查等待时间、费用类别等，还有一个最关键的因素是病种不同。很多医院已经通过一些整体的管控措施来缩短医院的平均住院日。如成立入院准备中心或者开展院前检查，加快术前检查，缩短术前平均住院日；对影像、B超等技诊科室给出明确的检查时间要求等。然而为了更有效地控制平均住院日，医院通常会把平均住院日的目标分解到各个临床科室。

一、分解平均住院日目标中存在的问题

（一）传统分解方法

医院内如何针对各临床科室制定平均住院日的控制方案是一个难题，设定科室平均住院日目标的方法主要有：用规定的同一标准去衡量所有学科，这显然不切合实际，所以基本弃用；用德尔菲法加头脑风暴法制定单病种质量控制标准和相对合理的平均住院日，受限于单病种个数太多，无法一一统计汇总到科室的

目标值；目前最常用的方法是参考各科室3年或5年的历史数据来制定各科室目标，但是原本做得好的科室可能会被要求以同样的幅度压缩平均住院日，产生“鞭打快牛”现象。另一方面近年来一直提倡降低平均住院日，这些可以压缩的因素已经得到了一定程度的压缩，临床科室对于压缩平均住院日的压力增大，所以急需一种可以让临床科室信服的、合理的、行之有效的平均住院日控制方案。“鞭打快牛”现象主要是因为各个临床科室收治的病种不一样，有些科室本身收治的病人病情较重，需要较长的住院日，如果让临床科室同幅度压缩平均住院日，平均住院日较长的科室压力会增大。如果让临床科室以同一个绝对值压缩平均住院日，平均住院日较短的科室又难以接受，并且评价科室的历史平均住院日管理得好与不好，缺乏一个衡量标准。

（二）基于DRG标杆法

DRG的出现可以很好地解决这个问题。DRG是一种根据病人的疾病诊断、手术操作、并发症和合并症及年龄、住院天数等信息对病人进行分组的方法。分组之后组内差异较小，组间差异较大，组内的个体可以直接相互比较。

每个DRG组被科学地赋予一个权重，组间比较可以通过权重校正后进行。最初DRG是为付费而诞生，DRG组的权重相当于难度系数，支付标准随着权重（难度）的不同而改变，在美国、德国等地按DRG组付费都收到了很好的效果。后来研究者发现，DRG不仅在付费上有很好的平衡作用，用在医院的内部管理上同样有很高的价值。

2009年有学者提出将DRG方法应用于平均住院日管理，王鹏等用标杆法来制定某医院各科室的平均住院日目标，将澳大利亚2003年的平均住院日作为假定最高目标（也即是标杆），评价该医院各科各种疾病平均住院日与标杆的差距。同时选取北京市2004年的平均住院日最低值作为近期目标（近期标杆），再结合医院自身的需求来制定2006年度的科室平均住院日目标，有一定的指导意义。

二、基于DRG的CMI值调整法

本文尝试从另一个角度，利用DRG指标体系中的CMI值来制定各科室的平均住院日目标。病例组合指数CMI是DRG的核心指标，可以用来描述一个医院收治病例难度的平均水平，同样它也可以用来描述一个科室收治病例难度的平均水平。焦建军等提出用DRG方法管理平均住院日中加入了CMI值，但只是用CMI值做粗略调整，主要思路还是标杆法。其实在标杆法之外，我们可以统计出每个临床科室收治的DRG组和例数，从而汇总得到科室的平均权重即科室的病例组合指数，根据科室收治病例的平均难度来制定各科室的平均住院日目标。以某三甲医院2016 年平均住院日目标设定为例，计划全院总体平均住院日下降5%，将总目标分解到各个科室。

（一）DRG分组

将该院2015年所有出院病人数据导入DRG分组器分组。2015年本院共出院110 618例，排除例数为6 962，进入分组器共103 656例，其中未入组（即DRG组为空白）的有2 569例，最终分析病例数为101 087例，入组率为91.4%。

（二）计算各科室CMI

导出分组数据，每个分析病例都有一个DRG组权重，按科室汇总总权重，除以科室的总例数即为科室的CMI值。有些科室所有病例都未能入组，所以CMI值为空白（表5-8），需要后期查找为何所有病例未能入组的原因。

表5-8 各科室2016年平均住院日目标

科室	2015年出院人数	2015年平均住院日	CMI	各科室目标/天	调整目标/天	目标-现值
AA1	2 330	9.18	1.74	5.99	8.27	−0.91
AB1	1 700	8.36	1.46	5.06	7.44	−0.92
AC1	2 476	9.72	1.79	6.18	8.78	−0.94
AD1	1 522	8.41	1.12	3.87	7.73	−0.68
AE1	1 716	8.66	1.17	4.03	7.61	−1.05
AF1	917	8.16	1.40	4.82	7.24	−0.92
AG1	1 133	9.81	1.93	6.67	8.91	−0.90
AG2	1 613	7.32	1.41	4.86	6.49	−0.83
AG3	1 176	9.69	2.02	6.98	8.84	−0.85
AH	1 953	11.91	1.83	6.31	10.76	−1.15
AI1	3 624	9.48	2.26	7.80	8.73	−0.75
AI2	2 634	5.56	2.38	8.23	5.78	0.22
AI3	990	11.38	2.18	7.54	10.41	−0.97
AJ1	1 584	10.31	2.23	7.71	9.47	−0.84
AJ2	519	10.12	2.36	8.14	9.33	−0.79
AK1	2 053	8.52	2.09	7.21	7.81	−0.71
AK2	1 876	7.19	1.44	4.96	6.38	−0.81
AK3	980	10.77	2.71	9.35	10.05	−0.72
AK4	529	7.10	1.66	5.73	6.38	−0.72
AL	1 765	13.85	3.50	12.10	13.09	−0.76

（续表）

科室	2015年出院人数	2015年平均住院日	CMI	各科室目标/天	调整目标/天	目标-现值
AM1	5 182	3.62	1.79	6.20	3.82	0.20
AM2	1 468	3.41	1.72	5.93	3.62	0.21
AN	470	17.52	2.46	8.49	16.03	–1.49
AO	2 813	9.41	2.40	8.28	8.71	–0.70
AP	1 365	8.64	2.19	7.55	7.95	–0.69
AQ1	3 276	5.28	2.31	7.96	5.50	0.22
AQ2	3 417	5.37	3.09	10.68	5.79	0.42
AQ3	3 116	5.61	2.34	8.08	5.81	0.20
AQ4	111	5.19	1.90	6.57	5.30	0.11
AQ5	2 554	6.58	2.41	8.33	6.72	0.14
AQ6	677	16.75	2.17	7.51	15.24	–1.51
AQ7	1 684	5.64	2.59	8.93	5.90	0.26
AQ8	1 811	5.60	2.07	7.16	5.72	0.12
AQ9	151	10.81	3.01	10.40	10.40	–0.41
AR1	1 432	17.22	8.23	28.41	18.11	0.89
AR2	634	20.99	7.37	25.45	21.34	0.35
AR3	116	25.54	5.81	20.07	24.41	–1.13
AR4	34	26.56	5.28	18.23	25.14	–1.42
AR5	126	12.00	3.36	11.60	11.60	–0.40
AR6	1 417	14.51	7.81	26.96	15.50	0.99
AR7	1 707	7.30	5.70	19.68	8.29	0.99
AS1	1 827	7.04	1.96	6.67	6.76	–0.28
AS2	1 285	6.89	2.15	7.44	6.94	0.05
AS3	736	6.53	1.95	6.74	6.55	0.02
AS4	3 253	4.43	1.13	3.91	3.91	–0.52
AT1	2 300	5.26	0.73	2.53	4.41	–0.85
AT2	1 815	11.89	2.37	8.20	10.94	–0.95
AU	3 333	7.48	2.38	8.22	7.54	0.06

（续表）

科室	2015年出院人数	2015年平均住院日	CMI	各科室目标/天	调整目标/天	目标-现值
AV	2 943	2.82	2.58	8.92	3.31	0.49
AW	752	9.81	1.91	6.59	8.90	−0.91
AX	514	8.40	0.75	2.60	7.24	−1.16
AY	1 653	9.67	2.05	7.10	8.83	−0.84
AZ1	1 004	4.60	1.41	4.88	4.63	0.03
AZ2	1 096	5.02	1.28	4.43	4.43	−0.59
BA1	2 184	6.23	0.99	3.41	5.37	−0.86
BA2	1 523	7.50	1.50	5.18	6.68	−0.82
BA3	1 483	9.00	1.42	4.90	8.00	−1.00
BA4	815	13.04	1.81	6.23	11.77	−1.27
BA5	2 048	7.25	1.76	6.07	6.55	−0.7
BA6	1 548	9.62	1.29	4.47	8.52	−1.10
BB1	177	20.30	2.49	8.60	18.54	−1.76
BB2	114	19.02	2.76	9.54	17.48	−1.54
BB4	393	15.47	4.63	16.00	15.51	0.04
BC1	313	26.50	1.38	4.77	23.74	−2.76
BC2	994	28.06	7.91	27.33	27.40	−0.66
BC3	747	19.09	1.04	3.60	16.95	−2.14
BC4	749	19.01	1.25	4.31	16.96	−2.05
BC8	13	4.08	1.22	4.22	4.09	0.01
BC9	287	14.29	1.65	5.69	12.85	−1.44
BC10	2 121	1.00	0.77	2.67	1.14	0.14
AA2	833	10.80		10.26	10.26	−0.54
AA3	462	15.53		14.75	14.75	−0.78
AB2	686	11.72		11.13	11.13	−0.59
AC2	634	13.10		12.44	12.44	−0.66
AD2	449	18.49		17.56	17.56	−0.93
AG4	615	15.60		14.82	14.82	−0.78

（续表）

科室	2015年出院人数	2015年平均住院日	CMI	各科室目标/天	调整目标/天	目标-现值
BD	388	22.26		21.14	21.14	–1.12
BE	696	12.64		12.01	12.01	–0.63
BB3	108	59.31		56.34	56.34	–2.97
BC5	233	33.03		31.38	31.38	–1.65
BC6	251	28.29		26.88	26.88	–1.41
BC7	592	12.94		16.29	12.29	–0.65
总计	110 618	8.66	2.28	8.23	8.23	–0.43

（三）测算单位CMI住院日

这里要引入一个“单位CMI住院日”概念。CMI值是科室收治病例总体难度的体现，对于总体难度相同的科室制定的要求应该相同，也就是说同等CMI值的科室平均住院日的目标应该相同，用等式可以表示为“科室目标=CMI×单位CMI住院日”。经过多次代入测算，要让全院平均住院日在2015年平均住院日的基础上下降5%，“单位CMI住院日”的测算值为3.45，每个科室再根据“CMI×单位CMI住院日”定出初步的科室目标。其中CMI值为空白的科室直接按2015年的平均住院日下调5%，以此定为科室目标。

（四）调整目标

可以看到根据CMI值和单位CMI住院日定出的科室目标，有些和2015年的平均住院日相差甚远，有需要压缩特别多的科室如BB1、BC1、BC3和BC4，需要压缩超过10天；也有可以延长特别多的科室如AR1、AR6和AR7，可以延长超过10天。初次按DRG

权重来制定平均住院日目标，需要给科室一个适应的过程，一下子压缩太多很难做到，科室也很难接受。另外目前的DRG分组程序也无法解决所有问题，比如入组率不够高，有些科室无法获得CMI值；再比如对于重症病人的区分还不够精准。DRG的合理性主要在于两点，合理的分组以及各个DRG组权重的合理确定。合理的分组取决于分组器规则，分组器在按主要诊断和手术操作分成ADRG以后，主要是以组内变异来定DRG组，裁剪掉两端的特殊值以后，如果组内变异≥0.8，就继续细分；如果组内变异<0.8则成为DRG组，有些组可能会因为样本量不足或异常值较多而导致组内住院时间变异较大。某DRG组权重=该DRG病例的平均费用或成本/本地区所有病例的平均费用或成本，首先数据要足够准确，其次费用数据要足够合理，而这两点目前来讲并不能完全符合。因此应用上述方法确定的平均住院日目标值还需根据实际情况调整。

有“DRG劣势”科室，相应地也会存在“DRG优势”科室。也就是说这些科室用DRG方法计算的平均住院日目标值较长，有些甚至远高于科室目前的平均住院日，如AR6，目标值为26.96，可以比目前的平均住院日延长12.46天。既然这些科室（“各科室目标”列大于“2015年平均住院日”的科室）已经能够做到较快的周转，可以暂时保持目前的周转速度，当然为了鼓励这些科室，可以适当给予延长。

所以本次对需要压缩超过0.65天以及可以延长的科室都做了调整处理。需要压缩天数≤0.65的科室就按既定目标；需要压缩天数>0.65的科室，0.65以外的部分只取10%。可以延长的科室按延长值的8%给予延长。这样调整之后的各科室目标按2015年出院人数结构能让全院达到降低5%的目的。而且调整之后所有科室的平均住院日变动值在–2.97～1.00，需要压缩天数最多的科室是BB3，需压缩2.97天；可以延长天数最多的科室是AR6，可以延长1.00天。这样各科室的压力不会太大，能够慢慢适应用DRG来调整平均住院日的办法。

三、讨论

从本次平均住院日制订方案来看，DRG总体区分力很好，需要压缩特别多的科室，如BC1和BC3，收治的都是较轻症病人，难度不高，CMI值不高，但因为病例特殊，住院时间通常比较长。可以延长比较多的科室如AR5和AR6等，都是高难度病人，CMI值高，理应给予较长的住院时间，用DRG方法能很好地把这些科室区分出来。当然医院也可以根据自身的需要和定位来对科室平均住院日目标进行再调整。DRG指标应用于医院绩效评价已经有很多研究，用在医院之间以及科室之间的评价都取得了不错的效果，可以单项指标评价也可以综合多项指标评价，CMI值都是评价体系中最重要的指标之一。本文尝试将CMI值应用于医院平均住院日的管理得到较为合理的结果，比传统的方法更为公平公正，也更有说服力，和标杆法一样适合用于医院科室平均住院日目标的制定，也从而更有力地说明用DRG方法来管理平均住院日是一种良策。

本章作者（袁向东　旋妮玲　吴粤　韩芳）

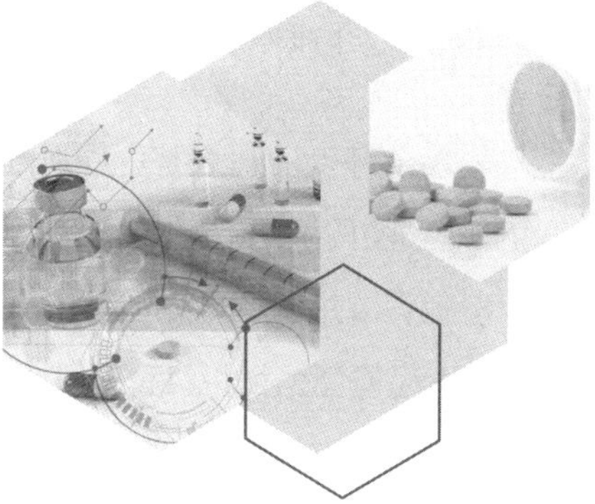

第六章

DRG在医疗质量安全中的应用

DRG开发的初衷是更好地解决医保费用快速上升的问题，更多的是用于医疗保险付费。中国由于各种原因，目前用于医保付费的省市并不多，反倒是用于医院内部管理的探索不断。由于其理念是资源消耗相似和费用消耗相近，具有可比性，因此，除了医保付费，DRG还可以用于医院管理，尤其是其对医疗资源消耗可以同质性比较，对于医院费用控制有着十分重要的作用。同时，对于例均权重作为医疗技术难度水平的具体衡量标准，在管理中具有十分重要的意义和作用。至此，打破了常规医疗质量管理指标无法评判技术难度水平而导致的管理差异，为管理上做到基于数据的精细化管理打下了基础。

DRG本质上是个管理工具，主要的功能是服务于管理，但是如何开展管理，在这一方面，国内医院的探索不断，通过反复尝试将DRG管理指标与传统的管理指标结合，不断提高医院的管理水平。医疗质量管理是医院管理的重要内容之一，如何将DRG管理工具与医疗质量管理相结合，使得管理精细化、科学化，是管理者追求的重要目标。下面以某三甲医院为例，该院在医院质量方面做了一些尝试，发挥DRG的管理优势，将重点质量管理管控指标，增加评价维度，能够更好地实施医疗质量管理。在具体的实践中，应用于围术期死亡管理、重症监护室各风险分级的死亡率情况分析、DRG评价下的非计划再次手术管理，以及平均住院日制定等。

第一节
各风险组死亡率的应用范围

DRG死亡风险分级是指把全样本病例通过DRG分组器分为若干个DRG组，计算每一个DRG组覆盖病例的死亡率，对死亡率取自然对数，使其服从“正态分布”。低风险和中低风险是指在均值以下的死亡风险分布。在实际工作当中，每一类的死亡风险代表着不同的含义，能够给医疗质量安全管理带来指导意义。结合实际工作要求，我们初步将不同层级的死亡风险作了区分，具体如下。

1. 低风险组死亡率：出现低风险组死亡病例多与病案首页填写有关，随着病案首页填写质量提升，会减少甚至是杜绝。

2. 中低风险组死亡率：应该重点监控的安全指标之一，尤其是出现围术期死亡时，应该重点分析和监管。

3. 中高风险组死亡率：中高风险组死亡率介于安全和质量指标之间，主要是保证死亡率不上升。

4. 高风险组死亡率：高风险组死亡率是属于质量指标，纵向比较，高风险组死亡率有所下降，即表明质量得到提升。

以表6-1为例，看某医院的死亡风险情况，其整体情况较好，低风险组死亡没有发生，其他各风险组死亡率同比也有所下降，说明医院的医疗质量安全管理水平有所提升，同时也说明病案首页质量也相对较好。

表6-1　某医院不同层级的死亡风险情况

死亡风险分类	2017年	2018年
低风险组死亡率	0.03%	0.00%
中低风险组死亡率	0.38%	0.27%
中高风险组死亡率	1.95%	1.51%
高风险组死亡率	12.96%	9.40%

由于不同层级的死亡风险评级是根据全样本量数据比较得来，样本量越大，误差相对就越小；同时，由于地域差异，死亡病例情况可能也会有差异。但总体而言，对于促进医院医疗质量管理还是有较为积极的作用。

第二节　DRG不同风险分级死亡率在重症监护室中的应用

重症监护室是医院的最后一道关卡，进入重症监护室的患者往往病情较重，重症监护室的死亡率也相对较高，因此重症监护室的医疗质量安全显得尤为重要。以往采用常规指标，难以区分死亡病例的风险高低，采用DRG死亡风险评级，能够在原有的管理基础上更进一步提高管理水平。表6-2为某医院的重症监护病区的死亡病例风险评级情况，部分病区的中低风险死亡率相对较高，如危重病监护一区、危重病监护二区，应重点加强死亡病历讨论，以及病案首页填写质量培训，切实保障患者的生命安全。部分ICU的死亡病例主要集中在高风险组，如老年危重症科、心内监护室，说明科室的医疗质量安全管理相对较高，病案首页填写也比较好。

表6-2 2018年各科室不同风险组死亡病例情况

单位：例

科室	无法分组	低风险	中低风险	中高风险	高风险	合计
老年危重症科	13	0	5	22	43	83
危重病监护一科	7	0	10	22	34	73
急诊综合病区	5	0	2	14	27	48
心内监护室	1	0	2	5	28	36
NICU	18	0	6	1	11	36
心外科重症监护一科	6	0	4	8	16	34
危重病监护二区	3	0	9	11	7	30
心外科重症监护二科	1	0	8	3	16	28
PICU	0	0	2	2	13	17

高风险组死亡率往往能够反映一个医院在医疗质量管理上的水平，尤其是进行医院之间的横向比较，能够在一定程度上说明医院的质量水平。除了医院整体的死亡率以外，还可以从高风险组病历的死亡率可以看出医院之间的差异。如图6-1所示，C医院的高风险组死亡率是最低的，仅为4.37%，D医院是最高的，达23.62%。

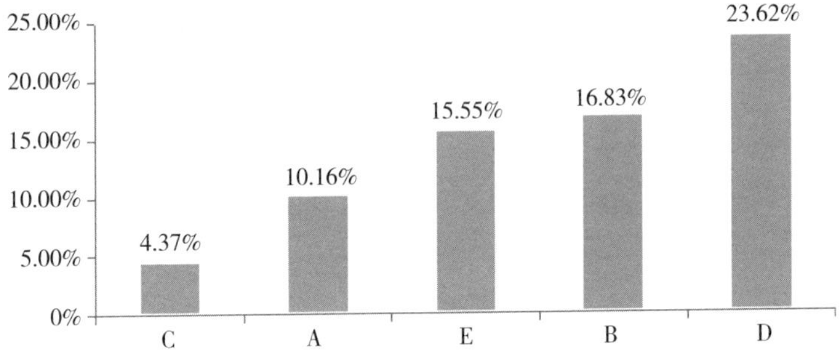

图 6–1　各医院高风险组死亡率比较

以某ICU为例（图6–2），纵向比较科室死亡病例风险评级情况，2017年和2018年均未发生低风险组死亡率，说明病案首页质量和医疗安全情况较好；中低风险组和中高风险组死亡率同比均有下降，说明医疗安全水平有所提升；高风险组死亡率有所上升，CMI值同比上升，说明技术水平提升带来医疗质量提升的挑战仍未很好解决。

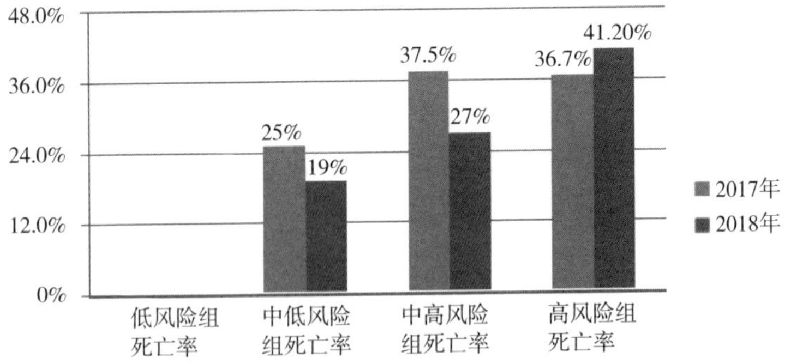

图 6–2　某 ICU 风险分组情况

第三节 DRG死亡风险评级在围术期死亡病例中的应用

医疗质量可以在医疗结果中的住院死亡率上得到反映，其中围术期死亡率是终末医疗质量的重要指标。部分国家和地区经常采用在使用DRG等风险调整手段保证病例之间具有可比性的基础上，以住院病死率作为评价医疗质量的指标。

本文尝试从围术期死亡病例着手，结合死亡风险分级方法评价医院和科室的医疗质量，通过增加死亡风险维度，强化医疗质量管理。

一、资料与方法

（一）资料来源

本研究数据来源于“广东省DRG医院管理应用联盟”，以CN-DRG为核心基础，以出院患者病案首页为信息源，运用DRG分析住院时间60天内的病例信息数据。

（二）DRG死亡风险分级

利用各DRG病例的住院死亡率对不同DRG进行死亡风险分级。具体步骤如下。

1. 计算各DRG的住院死亡率（M_i）。

2．对*Mi*取对数［$L_n(M_i)$］。

3．计算*Ln*（M_i）均值［$\overline{L_n(M_i)}$］和标准差（S_i）。

4．计算死亡风险评分。各个“死亡风险级别”的定义如表6–3所示。死亡风险评分为“0”分表示归属于这些DRG的病例没有出现死亡病例；“1”分表示住院死亡率在低于–1倍标准差；“2”分表示住院死亡率在平均水平与–1倍标准差之间；“3”分表示住院死亡率在平均水平与1倍标准差之间；“4”分表示住院死亡率高于1倍标准差（表6–3）。

表6–3 死亡风险评分及其定义

风险评分	定义
0	$M_i=0$
1	$L_n(M_i)<\overline{L_n(M_i)}-1S_i$
2	$\overline{L_n(M_i)}-1S_i\leqslant L_n(M_i)<\overline{L_n(M_i)}$
3	$\overline{L_n(M_i)}\leqslant L_n(M_i)<\overline{L_n(M_i)}+1S_i$
4	$L_n(M_i)\geqslant\overline{L_n(M_i)}+1S_i$

（三）病例分析

对于围术期管理，上级部门一直未能明确统计口径，仅有相对的概念，但总体上是围绕手术安全质量整个过程进行的。为了加强围术期管理，医院对全院数据进行了回顾性分析，并明确手术科室进行治疗性操作或手术后死亡的患者皆作为围术期死亡患者。将围术期死亡病例与DRG住院死亡风险分级进行对照，了解每个围术期死亡病例的风险分级。并针对不同的死亡风险分级，结合不同病种、不同专科进行比较。

二、结果

（一）围术期死亡病例情况

通过医院信息系统采集2016年和2017年围术期死亡病例，统计范围是手术后7天内死亡病例。2016年围术期死亡病例有111例，围术期死亡率为2.67‰；2017年全院围术期死亡病例有84例，全院围术期死亡率为1.86‰，同比下降0.81‰。2016年全院急诊手术死亡有32例，择期手术死亡病例有79例；2017年全院急诊手术死亡病例有28例，择期手术死亡病例有56例。

（二）围术期死亡病例风险分级

根据疾病诊断相关分组的死亡风险评级，2017年84例围术期死亡病例中有7例不适用于疾病诊断相关分组，为未分级数据，77例均对应有不同风险评级。其中，低风险组死亡病例有4例，占4.8%；中低风险组死亡病例有17例，占20.2%；中高风险组和高风险组对应的死亡病例占比合计为66.7%，占死亡病例分级的大部分。从死亡风险评级来看，主要集中在中高风险组和高风险组，但仍需要重点关注的是围术期手术死亡病例中的低风险组病例，其次是中低风险组。详见表6-4。

表6-4 2017年围术期死亡病例风险分级

分级	例数	构成比/%
低风险	4	4.8
中低风险	17	20.2
中高风险	30	35.7
高风险	26	31.0
未分级	7	8.3
合计	84	100.0

（三）利用死亡风险分级评价各专科死亡率情况

通过对4例低风险组死亡病例进行病历回溯性分析，有2例低风险组死亡病例住院期间转入ICU治疗。其中1例病例为双肾囊肿，术后突发病情改变，转入ICU，死亡讨论怀疑是肺栓塞或急性心肌梗死；另外1例是支气管或肺恶性肿瘤，肺炎（鲍曼不动杆菌，多重耐药）。

也可以看出，医院应当加强肺栓塞的防治和胸痛中心建设，尤其是针对院内发生病例，给予足够的重视，并加强培训。同时，针对医院感染也应当加强。另外2例病例，1例是急性脑卒中，大面积脑梗，还有1例是主动脉夹层动脉瘤破裂，归入低风险组死亡病例，主要由于病案首页填写不当造成。

各医院围术期死亡病例风险分级详见表6-5。从死亡率情况来看，死亡率最高的科室有K科室和C科室。其中C科室死亡病例主要集中在中高风险组和高风险组，K科室死亡病例最多，在高风险组，其次是在中低风险组和中高风险组。对于中低风险组部分病例，也需要加以关注。B科室和H科室、F科室死亡率较低，并且死亡病例分别在中高风险组和高风险组，说明科室围术期质量管理相对较好。

表6-5 各医院围术期死亡病例风险分级

手术科室	分析病例数	死亡病例数	死亡率/%	低风险组病例数	围术期低风险死亡病例数	围术期低风险死亡率/%	中低风险组病例数	围术期中低风险死亡病例数	围术期中低风险死亡率/%	中高风险组病例数	围术期中高风险死亡病例数	围术期中高风险死亡率/%	高风险组病例数	围术期高风险死亡病例数	围术期高风险死亡率/%
A科室	3 368	3	0.09	623	0	0.00	149	1	0.67	18	0	0.00	10	1	10.00
B科室	1 148	1	0.09	403	0	0.00	56	0	0.00	151	1	0.66	3	0	0.00
C科室	1 815	19	1.05	250	0	0.00	512	4	0.78	672	9	1.34	72	6	8.33
D科室	1 738	3	0.17	415	1	0.24	38	0	0.00	54	1	1.85	1	0	0.00
E科室	8 469	11	0.13	1650	0	0.00	881	1	0.11	547	7	1.28	48	1	2.08
F科室	7 828	4	0.05	3 127	0	0.00	503	0	0.00	17	0	0.00	4	1	25.00
G科室	4 199	7	0.17	1814	1	0.06	1490	0	0.00	193	1	0.52	29	2	6.90
H科室	2 066	4	0.19	401	0	0.00	1 176	0	0.00	124	4	3.23	39	0	0.00
I科室	1 821	6	0.33	966	0	0.00	432	1	0.23	52	0	0.00	11	0	0.00
J科室	18 529	14	0.08	8115	0	0.00	3 974	1	0.03	353	2	0.57	301	2	0.66
K科室	4 236	55	1.30	717	1	0.14	2 842	9	0.32	308	4	1.30	113	14	12.39
L科室	2 116	2	0.09	685	1	0.15	217	0	0.00	283	0	0.00	21	0	0.00
M科室	3 026	0	0.00	653	0	0.00	122	0	0.00	62	0	0.00	7	0	0.00
N科室	521	0	0.00	27	0	0.00	50	0	0.00	65	0	0.00	7	0	0.00

三、讨论

（一）运用死亡风险分级进行科室医疗质量管控

从表6-5中可以得知，发生低风险组死亡病例的科室分别有D科室、G科室、K科室、L科室。对于这些科室应该加强管理，针对这4个病例进行重点深入分析，对于体系性的原因要在全院范围内进行体系上改进，对于科室内部要重点加强这些病例的死亡病历分析，加强肺栓塞、急性脑卒中、胸痛中心建设，当出现突发情况时，能够及时识别，并快速启动应急流程。

（二）利用DRG作风险调整，提高医疗质量评价可信度

死亡病例管理，尤其是围术期死亡病例管理是医疗质量管理中的重要内容。传统的数据评价中，难以对死亡病例的技术难度进行分析，难以通过死亡病例进行回溯性分析科室的围术期管理和手术水平。借助疾病诊断相关分组的死亡风险分级，可以清晰地知道每例死亡病例对应的风险分级，可以有针对性地开展医疗质量管理。围术期死亡病例出现在低风险组，说明围术期管理有待加强，术前评估、手术时机选择、术后监护等均应加强全面管理，同时也要防止由于病案首页填写不当造成分组误差。

（三）死亡风险评分有助于进行医院医疗质量的整体评价

运用死亡风险分级方法，发现2017年出现4例低风险死亡病例，为管理部门进行质量改进提供了很好的切入点。以此进行回溯追踪，围绕诊疗环节进行深入分析，完善制度和流程，进行质量持续改进。同时，对于死亡风险评分，不仅要关注低风险组死亡病例，同时也要关注其他风险组。通过开展医疗新技术，加强

围术期管理，提高医疗技术水平，提升医疗质量，更好地保障患者生命安全。

本章作者（旋妮玲　陈志红）

参考文献

江芹, 张振忠, 赵颖旭，等，2012.试论病例组合DRGs与临床质量管理[J]. 中国卫生质量管理, (1): 2–6.

李菲，2019. DRGs在医院医疗费用支付中的应用研究——基于英国、德国和美国的实证分析[J]. 卫生经济研究，1(36): 32–37.

李鹏锟，2011. 国外DRGs对我国借鉴作用的研究[D]. 北京:北京中医药大学.

林倩，王冬，2017. 中国台湾DRGs支付制度介绍及借鉴[J]. 中国卫生事业管理，34(09):643–645.

管俪锶，2015. 病例组合DRGs与临床质量管理研究[J]. 心理医生，21(15): 206–207.

熊菲，2009. 日本医疗保险制度对我国的启示[D]. 武汉: 武汉科技大学.

AHRENS U, BCKING W, KIRCH W，2004. Der optionale Start der G–DRGs im Jahr 2003: Warum entschieden sich Krankenh user f ü r die Einf ü hrung zum fr ü hen Zeitpunkt [J]. J Public Health, (12): 61–71.

BUSSE R, RIESBERG A，2004. Health Care Systems in Transition: German[M]. Copenhagen: World Health Organization, Regional

Office for Europe, European Observatory on Health Care Systems.

HAMADA HIRONORI, SEKIMOTO MIHO, IMANAKA YUICHI, 2012. Effects of the per diem prospective payment system with DRG-like grouping system (DPC/PDPS) on resource usage and healthcare quality in Japan[J]. Health Policy, 107(2):194–201.

MONITOR, 2016. 2016/17 National Tariff Payment System [EB/OL]. (2016–03) [2018–06–10]. https://www.gov.uk/government/uploads/system/uploads/attachment_data/file/509697/2016–17_National_Tariff_Payment_System. Pdf.

U.S. HEALTH CARE FINANCING ADMINISTRATION, 2000. Medicare 2000: 35 Years of Improving Americans' Health and Security [R]. Washington: U.S. Health care financing Administration.